피부 미용을 위한
필러 주사요법

피부 미용을 위한

필러 주사요법

MAURICIO DE MAIO / BERTHOLD RZANY

이주희 / 오상호 옮김

신흥메드싸이언스

피부 미용을 위한 필러 주사요법

2009년 4월 발행

지 은 이 : MAURICIO DE MAIO/BERTHOLD RZANY
옮 긴 이 : 이 주 희 /오 상 호
발 행 인 : 홍 성 혁
발 행 처 : **신흥메드싸이언스**
편 집 : 인 선 남
디 자 인 : 조 유 영
주 소 : 서울시 영등포구 양평동3가 15-1번지
월드메르디앙 비즈센터 501호
등록번호 : 제318-2007-000077호
전 화 : 02) 2165-8670~4
팩 스 : 02) 2165-8675
홈페이지 : www.shmed.co.kr

I S B N : 978-89-90933-86-7 93510
정 가 : 40,000원

역자서문

사람은 누구나 더 젊어 보이고 더 예뻐 보이기를 원한다. 최근 꽃미남, 미소녀의 이미지를 지닌 연예인들이 젊은이들의 우상이 되고 있고 이들과 같은 모습을 갖기를 원하는 사람도 늘어가고 있다. 이러한 사회적 분위기에 따라 미용의학분야도 급속도로 발전되고 있다. 성형수술을 원하는 사람 역시 늘어나고 있고 실제 수술을 받는 젊은이들도 늘어나고 있다. 하지만 기존의 성형수술에 부담을 갖는 사람들이 늘어나면서 간편하고 부담이 적은 시술법에 관심을 갖게 되고 비침습, 최소침습이라는 개념으로 보툴리눔 독소와 필러의 시술이 많이 성행하고 있다. 이들은 주사로만으로도 성형수술을 받은 듯한 효과를 볼 수 있기 때문에 일상생활에 지장을 주지 않고 간편하게 시술을 받을 수 있다는 장점이 있다.

이렇게 늘어나는 외모에 대한 관심과 필러의 사용에 따라 초기에는 한 두 가지 종류의 필러만 존재했으나 지금은 그 종류가 너무나도 다양해졌다. 필러는 그 물질이 무엇인가에 따라 성상이나 특징이 다양한데 최근에 나온 필러에 대해서는 시술자도 그 원료에 대한 생화학적, 면역학적인 특성에 대해서 자세하게 모르고 시술하는 경우가 많으며 새로운 필러 물질의 경우는 그 안정성에 대한 장기간의 추적관찰이 부족한 경우도 많다. 본 책의 저자인 Berthold Rzany 박사와 Mauricio de Maio 박사는 미용 분야에서 저명한 임상의사로 과대선전이나 업체의 자료에서 벗어나 필러의 실제적인 정보를 제공하고자 노력하였다. 또한 필러의 고유한 특징, 다양한 시술과의 복합 치료, 주입방법, 부작용 등 다양한 분야에 대해 심도 있게 다루었다. 필러는 그 원료에 따라 다양한 장단점이 있으므로 그 장단점을 정확히 이해할 필요가 있다. 이를 통해 환자의 특징을 잘 이해하고 선별하며 필러를 환자의 특징 및 주입부위에 맞게 잘 선택하고 잘 조합해서 사용함으로써 환자에게는 물론 의사에게도 최상의 효과와 만족을 가져올 것으로 믿는다. 이 책이 미용 시술을 시행하는 모든 의사들에게 좋은 지침서가 되길 바란다.

2009년 1월

연세대학교 의과대학 세브란스병원 피부 미용 담당 교수 **이 주 희**
연세대학교 의과대학 세브란스병원 광의학 담당 교수 **오 상 호**

역자약력

이 주 희

피부과 전문의
現 연세대학교 의과대학 피부과학교실 조교수
연세대학교 의과대학 세브란스병원 피부 미용 담당 교수

연세대학교 의과대학 의학과 졸업
연세대학교 의과대학 대학원 의학석사 및 의학박사 취득 (전공: 피부과학)
연세대학교 의과대학 세브란스병원 피부과 전공의 수료

대한코스메틱피부과학회 홍보이사
대한피부과학회 학술위원회 위원
대한건선학회 간행이사

미국 Emory University 피부과 연수
미국 New York University 피부 병리 course 수료
프랑스 Saint Louis University 피부과 연수

오 상 호

피부과 전문의
연세대학교 의과대학 피부과학교실 조교수
연세대학교 의과대학 세브란스병원 광의학 담당 교수

연세대학교 의과대학 의학과 졸업
연세대학교 의과대학 대학원 의학석사 취득 및 박사과정 중 (전공: 피부과학)
연세대학교 의과대학 세브란스병원 피부과 전공의 수료

대한피부과학회 정회원
대한피부연구학회 정회원

미국 Emory University 피부과 연수

차 례

차 례

Chapter I

필러의 개요 (Overview of Injectable Fillers)

개요

미국에서와는 달리 유럽과 남미 대부분의 국가에서는 다양한 종류의 필러 사용이 허용되고 있다. 오히려 종류가 너무도 많아서, 때로는 어떤 증상에 어떤 필러가 적합한지 결정하는 것도 초보자들에게는 쉽지 않을 것이다. 제1장에서는 통상적으로 사용되는 필러의 특징에 대해 간략하게 살펴보도록 하겠다. 여기에서 언급되는 제품들은 저자들의 개인적 선호도가 반영되었으며 다른 필러에 친숙한 사람에게는 익숙치 않을 수도 있다.

필러는 분해되는 정도(the degree of degradability)에 따라 분류할 수 있다. 일반적으로, 필러는 생물학적으로 분해되는 물질과 생물학적으로 분해되지 않는 (영구) 물질로 나누어지며, 이 밖에도 두 가지 물질이 서로 혼합된 제품도 시판되고 있다. 각 그룹별로 이들의 특징을 알아보고 장점과 단점을 짚어보도록 하자.

생물 분해성 필러(Biodegradable Fillers)

생물 분해성 필러는 효과가 한시적인 것으로, 그 효과가 대개 수개월 동안 지속되며 수년 동안 지속되기도 한다. 이들은 대부분 사람이나 동물, 박테리아 등에서 추출한 정제된 진피 성분으로 구성되어져 있으며, 다음과 같이 세분될 수 있다. 이종이식(xenografts): 공여자와 수혜자가 서로 다른 종일 때, 자가이식(autografts): 공여자와 수혜자가 동일 개체일 때, 동종이식(homografts): 공여자와 수혜자가 서로 같은 종일 때, 그리고 합성 물질이다(표 1-1).

■ 콜라겐(Collagen)

콜라겐은 어디서 추출했는지에 따라 그 특성이 매우 다르다. 따라서 여기서는 제품군별로 따로 분류하여 설명하고자 한다.

표 1-1 생물 분해성 필러의 개요

일시적 필러		
원료	기원	제품*
콜라겐(collagen)	소(bovine)	Resoplast, Zyderm, Zyplast
	돼지(porcine)	Fibrel, Permacol, Evolence
	사람(cadaver derived)	Cymetra, Dermalogen
	사람(self derived)	Autologen, Isologen
	사람(cultivated)	CosmoDerm, CosmoPlast
히알루론산(hyaluronic acid)	Avian	Hylaform
	Nonanimal	AcHyal, Hyal 2000, Hylan SeS, Juvéderm, Matridur, Restylane, Rofilan Hylan Gel, HydraFill
히알루론산 + 덱스트란 (hyaluronic acid + dextrane)	Nonanimal	Matridex, Reviderm, Hylan Dex
폴리락틱산(polylactic acid)	Nonanimal	New-Fill/Sculptra
칼슘 하이드록실아파타이트 (calcium hydroxylapatite)	Nonanimal	Radiesse(Radiance FN)
폴리비닐알코올 (polyvinyl alcohol)	Nonanimal	Bioinblue

* 위 리스트에 오르지 않은 제품들도 있음

1. 소 콜라겐(Collagen of Bovine Origin)

히알루론산이 나오기 전까지는 콜라겐이 가장 보편적으로 사용된 필러였으며, 다른 진피내 필러들과 비교할 때 가장 중요한 위치를 차지했다. 기본적인 bovine enzyme-digested collagen(95% type I, 5% type III)은 여러 조성으로 사용 가능한데 이는 콜라겐 함량이나 안정화를 위해 glutaraldehyde를 추가함으로써 만들어진다(Homicz and Watson 2004). 콜라겐 구조내 존재하는 glutaraldehyde crosslinks lysine residues는 제품의 안정성을 높여 생체 내에서 효소에 의해 분해되지 않도록 해준다.

콜라겐 함량과 교차결합 정도에 따른 제품의 종류에 따라 주입되는 진피의 깊이도 달라진다. 예를 들어, 교차결합이 되지 않은 콜라겐인 Zyderm 1과 Zyderm 2는 유두진피의 피부 표층부로 주입해야 하고 반면 교차결합이 되어 있는 콜라겐인 Zyplast는 망상진피로 더 깊이 주입해야 한다. 이 제품들은 모두 주입성이 좋다. 더욱이, Zyderm 1과 Zyderm 2는 시간이 지남에 따라 부피가 줄어들기 때문에 과도한 교정

(overcorrection)이 필요하다.

Zyderm 콜라겐은 9,427건의 테스트와 5,109건의 치료를 통한 임상결과를 토대로 1981년 미국 FDA 승인을 받았다(Cooperman et al. 1985 ; Matti and Nicolle 1990). 이것들은 안정성에만 중점을 맞추었으나 최근 임상연구에서는 이들이 적어도 몇 달 동안은 효과적임을 보여주었다(Cooperman et al. 1985 ; Matti and Nicolle 1990).

콜라겐은 과민 반응을 유발할 수 있기 때문에 피부반응검사(pretesting)는 필수적이다. 피부반응검사는 Zyderm 1 콜라겐을 전완부 안쪽 부분 진피 내로 주입하는 것이다. 최소한 한 번의 피부반응검사가 이루어져야 하며 28일 후에 그 결과를 확인해야 한다. 몇몇 의사들은 두 번의 피부반응검사를 추천하기도 한다. 하지만 피부반응검사로 과민 반응을 완전히 배제할 수 없다는 점을 유념해야 한다.

2. 돼지 콜라겐(Collagen of Porcine Origin)

돼지에서 추출한 콜라겐을 주 원료로 하는 몇몇 필러들이 문헌에 보고되었지만(Saray 2003), 그렇게 널리 사용되지는 않았다. 새로운 돼지 콜라겐 필러인 Evolence가 유럽시장에 소개된 것은 2004년이다. 이것은 다른 콜라겐과는 달리 콜라겐 glycation과정과 유사하게 d-ribose를 교차결합하여 만들어진 제품이다. 현재 비구순주름의 치료에 있어서 세균성 히알루론산보다 Evolence의 효능이 탁월함을 입증하기 위한 무작위 임상연구가 진행 중에 있다. 시술 결과 데이터는 아직 발표되지 않았다. 제조회사 측은 이 콜라겐 필러가 최소 1년 이상 유지된다고 밝히고 있다. 최근 Evolence의 유럽공동체인증허가서(CE certificate)에는 피부반응검사를 의무사항으로 규정하지 않고 있다.

3. 사람 콜라겐(Collagen of Human Origin)

사람 콜라겐은 동종(allogenous)에 의한 것과 자기 자신(autologous)의 것이 있다.

Collagen of allogeous nature(from cadaver)

소, 돼지 콜라겐 이외에 인체에서 추출한 콜라겐이 있다. 이에 관해서는 Dermalogon과 Cymetra 두 가지 제품의 데이터가 있다. 두 제품 모두 공인된 조직은행으로부터 제공받은 시체로부터 콜라겐을 만든다. 제조자는 과도한 교정을 권장하고 있다. 이 제품들의 효능과 안전성에 대한 데이터 역시 상당히 적은 편이다. Cymetra는 Zyplast와 비교하는 무작위 대조 연구가 실시되었다. 전체 47명의 환자 중 20명에게는 Cymetra를, 27명에게는 Zyplast를 시술했다. 본 연구의 평가를 위해 다양한 광학적인(photometric) 방법이 사용되었으며 Zyplast에 비해 새로운 제품이 더 효과적임이 나타났다(Sclafani et al. 2002a, b).

Collagen of allogenous nature(from culture)

시체에서 추출하지 않는 차세대 사람 콜라겐 제품으로는 CosmoDerm과 CosmoPlast가 있다. 이들은 잘 조절된 실험실 환경에서 배양된 사람 콜라겐으로 만들어진다. 이 제품은 0.3% 리도카인이 함유된 인산완충식염수(phosphate-buffered saline)에 녹여 정제된 사람 콜라겐이며 이 제품에 대해서 사전 피부반응검사를 할 필요가 없다. CosmoDerm은 교차결합이 없는 형태로 표재성 주름에 사용되는 반면, 교차결합이 있는 제품인 CosmoPlast는 기본적으로 깊은 주름 치료에 더 적합하다. 이 제품들은 미국 내에서만 시판되고 있다. 사람에서 원료를 구하는 제품들의 대한 규제는 각 나라마다 다르다(Bauman 2004). FDA에서 CosmoDerm과 CosmoPlast의 경우 Zyderm과 Zyplast에서 물질의 출처만을(소에서 사람으로) 변경한 것이기 때문에, 새로운 치료 효능연구가 필요하지 않다고 FDA가 결론 내림에 따라, 이들 제품에 대한 임상연구 데이터는 없다.

Collagen of autologous nature

Autologon으로 판매되는 물질은 환자 자신의 피부로부터 얻어진, 주로 콜라겐 type I, III, VI로 구성된 진피세포외 기질로 구성된다. 환자의 피부를 절제하는 과정이 필요하므로 수술을 받을 수 있는 환자들에게 적합하다. 이 제품들의 제조자들도 역시 과도한 교정과정을 권장하고 있다. 효능과 안전성에 관한 데이터는 별로 없다(Sclafani et al. 2000).

▣ 히알루론산(Hyaluronic Acid)

소 콜라겐 이후, 사전 피부반응검사가 필요 없는 다양한 히알루론산 제품의 등장은 필러 시장에 큰 변혁을 일으켰다. 히알루론산은 글루코사미노글라이칸(glycosamino-glycan) 계열에 속하며, 반복되는 이당류(disaccharide)로 구성된다. 히알루론산의 친수성 특징이 세포외 기질로 물을 끌어들이고 피부의 긴장도를 증가시킨다. 히알루론산은 점차적으로 분해가 된다. 다양한 히알루론산 제제의 지속성을 증가시키기 위해서 Restylane에서 발견되는 1-4-butanediol diglycidyl ether와 같은 교차결합을 통해 안정성을 만들어 낼 수 있다.

히알루론산은 조류나 세균에서 추출할 수 있으며, 각각의 제품들은 저마다 다른 특성을 보인다. 대부분 히알루론산의 농도, 교차결합의 정도, 분해 정도에 따라 주입되는 깊이가 다른 여러 제제가 시판되고 있다.

1. 조류 히알루론산

콜라겐이 아닌 필러로서 처음으로 널리 사용된 것이 교차결합된 조류 히알루론산이다. Hylaform 제품군은 수탉의 벼슬에서 추출한 히알루론산이 주원료이며, 점도에 따라 다른 깊이의 진피층을 치료할 수 있다. Hylaform 제품군은 평균 히알루론산 비율이 5.5 mg/ml으로 높은 유동성(rheological)의 특징을 갖고 있어 쉽게 주입할 수 있으며, 세균 히알루론산 제품들에 비해 손으로 만져지는 느낌이 덜하다(Manna et al. 1999).

비구순주름을 치료하기 위해 Hylaform과 Zyplast를 비교하는 임상연구결과가 2003년 FDA에 제출되었다. 모두 480명의 환자가 본 연구에 포함되었으며 아직 발표되지는 않은 것으로 알고 있다. FDA가 일부 공개한 자료에 따르면, 두 제품 사이에 차이는 없다. 12주 후 평균 주름 경중도 점수(wrinkle severity score)(0-5점까지의 척도)는 Hylaform은 3.3±1.11이었고 Zyplast는 2.2±1.12로 나타났다(http : //www.fda.gov/).

2. 세균 히알루론산

세균 히알루론산의 대표적 제품으로는 Restylane과 Juvederm/HydraFill 제품군을 들 수 있다. 이 제품들에 사용된 히알루론산 분자는 조류 히알루론산보다 분자량이 작지만 고농도로 사용된다 : Restylane은 20 mg/ml, Juvederm/HydraFill은 24 mg/ml.

이 제품들은 조류 히알루론산보다 유동성이 낮기 때문에, 피부 주입 시 좀 더 힘을 주어야 하며, 주입 후 주입된 것이 손으로 만져지는 느낌이 심하다. 예를 들어, 구순주위 주름을 치료할 때 실 같은 감촉이 며칠간 또는 심지어 몇 달간 남아 있기도 하다. 하지만 점차적으로 흡수되기 때문에 과도한 교정은 불필요하다.

다른 히알루론산을 주 원료로 하는 제품들과는 달리, Hyalform과 Restylane의 경우 안정성과 지속성에 초점을 맞춘 임상연구들이 있다. Restylane과 Zyplast 두 제품의 효능과 안전성을 비교하기 위한 무작위 대조시험에서 총 대상 137명 환자를 대상으로 치료 6개월 후 주름 경중도 점수를 평가한 결과 Restylane이 Zyplast보다 우수한 것으로 나타났다. 조사자가 Restylane이 더 효과적이라고 느낀 경우는 환자들 중 56.9%였고 Zyplast가 더 효과적이라고 느낀 경우는 환자들 중 9.5%에 불과했다 ($p<0.0001$). 두 가지 제품에서 효능의 차이를 보이지 않은 환자(33.6%)는 단순 일변량 분석(simple univariate statistics)에 포함하지 않았다(Narins et al. 2003). 이와 같은 결론에도 불구하고, FDA는 6개월 이후라는 특정 시점의 데이터만으로는 Restylane이 Zyplast보다 더 효능이 우수하다고 주장할 수 없다고 판결했다. 현재 세

균에 의한 히알루론산 제품에 관한 이러한 데이터는 아직까지 존재하지 않는다. 하지만 현재 Juvederm/HydraFill의 임상연구가 미국에서 진행 중인 바, 곧 결과가 나올 것으로 기대된다.

▣ 히알루론산과 덱스트란 혼합물

히알루론산과 hydroxproylmethylcelluose, 덱스트란의 혼합물로 시장에 선보인 제품이 Matridex이다. 이 제품은 다른 제품들보다 지속성이 우수하다고 여겨지고 있지만, 아직까지 효능과 안전성을 입증할만한 임상 데이터는 나와있지 않다.

▣ 폴리락틱산(Polylactic Acid : PLA)

폴리락틱산은 합성된 생물 분해성 물질로서, 기본적으로 봉합사에 사용되는 물질과 같은 재료이다. 진피층 깊이 주입하고 나면, 차츰 콜라겐을 형성하도록 자극을 주게된다. 이 과정은 조금 시간이 걸리는데, 제조사는 처음 시술할 때 6~8주의 간격을 두고 3회를 반복 시술하도록 권장하고 있다. 효과는 3회 반복 시술 후 최고 2년까지 지속되는 것으로 추정된다. 따라서 주입 후 효과를 바로 볼 수 있으며, 주입 후 점차적으로 효과가 떨어지는 히알루론산과 같은 일반적인 필러와 폴리락틱산의 효능을 비교하는 것은 의미가 없다.

이 제품은 주입하기 적어도 2시간 전에 무균수(sterile water)에 희석해야 한다. 처음에는 3 ml의 무균수에 희석하도록 했으나, 현재 희석수 권장량은 5 ml이다. 우리 동료 의사 중 일부는 주입 시 동반되는 통증을 줄이기 위해 국소마취제를 1 ml 첨가하기도 한다. 뒤로 빼면서 주입하는 방법(retrograde injection)이 권장된다. 올바른 주입 방법을 사용하고 높은 희석을 하는 경우에도 종종 주입 도중 바늘이 막히는데, 이런 경우 바늘을 교체해야 한다.

지금까지는 폴리락틱산의 효능과 안전성에 관한 연구는 약물에 의해 유발된 지방위축증(drug-induced lipoatrophy)이 있는 HIV 환자의 치료 결과를 기본으로 하고 있다(Moyle et al. 2004 ; Perry 2004 ; Valantin et al. 2003). 미용적 목적으로 폴리락틱산를 사용한 예는 증례보고들만 있을 뿐이다(Rzany et al. 2004 ; Woerle et al. 2004). 제조사에 따르면 미국에서 이에 관한 임상연구가 진행 중인 것으로 알려져 있다.

▣ 칼슘 하이드록실아파타이트(Calcium Hydroxylapatite)

칼슘 하이드록실아파타이트(calcium hydroxylapatite : CHP)는 바이오세라믹으로 분류되는 과정으로 칼슘과 인 이온의 이온결합을 통해 calcium phosphate pearls을 합성하여 만들어진 신제품이다. 이 물질이 주입되면 국소적으로 섬유아세포가 침윤되어 들어올 수 있도록 세포내 기질에 기초를 만들어 준다. 좀 더 사용이 쉽도록 젤 형태 제품도 있다.

대부분의 필러 제품과 마찬가지로 보통의 제품과 동등하거나 우수한 효능을 보여주는 40건의 임상연구결과가 나와 있다(Comite et al. 2004 ; Sklar and White 2004 ; Tzikas 2004). 제조사가 제공하는 정보에 따르면, 이 제품이 다른 생물 분해성 제품들보다 효과가 더 오래 지속된다고 한다.

다른 필러들과는 달리 CHP는 X선에서 보인다. 따라서 환자들이 얼굴에 X선 검진이 필요할 경우 의사에게 미리 CHP 주입 사실을 알리도록 주의를 주어야 한다.

▣ 폴리비닐알코올(Polyvinyl Alcohol)

폴리비닐알코올은 비교적 새로운 생물 분해성 필러이다. 폴리비닐알코올(8%)과 물(92%)로 구성되어 있다. 이 제품에 관련한 의미 있는 임상연구결과나 대규모 증례보고는 지금까지 발표된 바 없다.

분해되지 않는 필러(Nonbiodegradable Fillers)

분해되지 않는 영구 필러로 여러 제품들이 시판되고 있다(표 1-2). 비싼 비용 문제도 있지만 반복적으로 주입해야 한다는 점이 환자나 의사에게 힘들기 때문에, 영구 필러 제품들은 여전히 매력적이다. 반면, 여기에는 고려해야 할 단점도 있다. 첫째로, 모든 연령의 환자들에게 미용 시술이 시도되는데 그렇기 때문에 이러한 영구 물질이 피부 노화가 진행되고 일광탄력섬유증에 의해 표피, 진피층이 얇아지게 되는 30년 후 혹은 40년 후에 어떻게 나타날지 장담할 수 없다. 둘째로, 필러에는 항상 부작용이 있다. 영구 필러에서 가장 흔히 나타나는 아급성 또는 후기성 반응으로 육아종 형성이 있다. 주입된 필러가 분해되지 않는 경우에는 주변 조직에 영구적으로 자극을 주기 때문에, 이들이 일으키는 부작용을 치료하는 것이 훨씬 더 까다롭다.

환자의 만족도를 높이기 위해서는 분해되지 않는 영구 필러의 장점과 단점에 대해 충분한 설명이 이루어져야 한다. 우리는 필러를 처음 시술 받는 환자들에게는 가능하면 분해되지 않는 영구 필러를 권하지 않는다. 그리고 분해되지 않는 영구 필러를 시술받고자 하는 환자의 경우도 일차적으로 식염수나 생물 분해성 필러를 먼저 주입해 보아서, 교정된 결과를 보고 환자가 만족하는지 확인해야 한다.

표 1-2 분해되지 않는 필러

원료	기원	제품*
실리콘	-	ADATO SIL-ol 5000, Bioplastique, Biopolimero, Dermagen, SILIKON 1000 Silicex
폴리아크릴아미드	-	Amazingel, Aquamid, Argiform, Bioformacryl, Evolution, Outline
폴리알킬아마이드	-	Bio-Alcamid

* 위 리스트에 오르지 않은 제품들도 있음

▣ 실리콘(Silicone)

실리콘은 필러로 사용된 물질로서는 가장 오래된 것 중 하나이다. 의료용 실리콘은 long chains of polymerized dimethylsiloxane로 이루어진 맑은 유성의 무색 액체이다. 실리콘 제품을 주입하는 방법은 몇 가지가 있다. 권장되는 방법 중 하나로 micro-droplet techniques이 있다(Orentreich 2000) ; Webster et al. 1986). 유체 실리콘을 0.01 ml의 microdroplet으로 진피에 주입하는데, 이때 1 mm의 간격을 두고 micro-droplet을 주입한다. 주요 부작용으로 이물 반응(foreign body-fibrotic reaction)이 있기 때문에 부족교정(undercorrection)이 추천된다. 사실 심각한 부작용으로 인해 1991년 FDA는 실리콘의 인체 주입을 불법화했다. 그러나 여전히 다른 나라에서는 실리콘 오일이 널리 사용된다.

▣ 폴리아크릴아미드(Polyacrylamide)

폴리아크릴아미드(상품명 Aquamid)는 97.5%의 물과 2.5%의 교차결합된 폴리아크릴아미드로 이루어진다. 이 제품은 깊은 주름, 피부조각술(skin sculpturing), 얼굴의 위축 치료에 사용된다. 미세 주름에는 적합하지 않다. aquamid는 subcutaneous tunneling technique을 사용해 깊이 주입해야 한다(Breiting et al. 2004 ; De Cassia Novaes and Berg 2003).

▣ 폴리알킬아마이드(Polyalkylamide)

폴리알킬아마이드는 Bio-alcamid라는 제품으로 시판된다. Alkyl-imide group networks(약 4%)와 물(약 96%)로 구성되어 있다. 이 제품은 입술과 얼굴 보강(augmentation)을 목적으로 두 가지 다른 점성을 갖고 있는 물질로 시판되고 있다. 주로 깊은 주름, 입술을 포함한 피부조각술, 얼굴위축증 치료에 이용된다. 그러나 미세한 주름 치료에는 적합하지 않다. 이 물질은 진피 아래로 주입되어야 하며, 제조사의 정보에 따르면 대량 주입했을 경우에도 쉽게 제거 가능하다(Protopapa et al. 2003).

분해되지 않는 필러와 생물 분해성 필러의 혼합제품

어떤 제품들은 분해되지 않는 영구 물질과 분해되는 일시적인 물질을 혼합하여 만들어진다. 생물 분해성 물질을 사용하는 목적은 이들이 carrier의 역할을 하고 주입 후 즉각적인 효과를 가져서 분해되지 않는 영구 필러가 섬유성 이물 반응을 통해 가시적인 효과를 보일 때까지 역할을 하도록 하기 위함이다(표 1-3).

▣ 폴리메틸메타크릴레이트(Polymethylmethacrylate)와 콜라겐

1980년대 말 시장에 소개된 폴리메틸메타크릴레이트(PMMA)와 콜라겐(Artecoll)의 혼합물은 가장 오래된 혼합물 필러이다. 3.5%의 소 콜라겐(carrier 역할)과 0.3% 리도카인(진통완화 목적)을 섞은 용액에 PMMA bead가 섞여있다. 함께 주입된 콜라겐이 이후 2~3개월 사이에 흡수되어 사라지는 동안, PMMA spheres는 섬유화된 물질에 의해 캡슐로 둘러싸이게 된다. Artecoll은 미용적 목적으로 다양하게 활용되어 왔다.

Artecoll은 26-27 gauge의 바늘로 터널링 기법(tunneling technique)을 이용해 진피 아래 1/3층으로 주입해야 한다. 이 물질은 표피에 너무 가까이 주입해서는 절대 안된다. 즉, 피부를 통해 바늘이 보이면 안된다. 주사 후 고르게 펴지도록 손가락 끝으로 조심스럽게 마사지 해주는 것이 좋다. 과도한 교정은 하지 않는 것이 좋으나, 경우에 따라서 3개월 후 2차 시술이 필요할 수도 있다(Lemperle et al. 2003). 제품이 콜라겐을 포함하고 있긴 하지만, 유럽에서는 피부반응검사가 의무사항은 아니다(personal communication Rofil Medical International).

표 1-3 영구적 물질과 일시적 물질의 혼합물

일시적	영구적	제품*
콜라겐(소)	폴리메틸메타크릴레이트	Artecoll/Artefill
히알루론산(from cell cultures)	하이드록시에틸메탈크릴레이트	DermaLive, DermaDeep

* 위 리스트에 오르지 않은 제품들도 있음

CHAPTER I

▣ 하이드록시에틸메타크릴레이트(Hydroxyethylmethacrylate)와 히알루론산

히알루론산에 하이드록시에틸메타크릴레이트(HEMA)와 에틸메타크릴레이트를 혼합한 물질인 DermaLive란 제품은 1990년대 말부터 유럽시장에서 사용되었다. 이 제품은 40%의 세균 히알루론산과 60%의 acrylic hydrogel 입자(직경 45~65 μm)로 이루어졌다. 비슷한 조합으로 이루어진 제품으로는 DermaDeep이 있으며, 이 제품은 입자 크기가 조금 더 크고(직경 85~110 μm) 히알루론산 함량이 약간 높은데, 피부에 좀 더 깊이 주입해야 한다.

DermaLive는 27.5 gauge 바늘로 진피의 깊은 층, 즉 진피와 지방층의 경계부위에 터널링 기법으로 주입해야 한다. DermaDeep은 다소 큰 바늘(26.5 gauge)을 사용해 지방층이나 골막하부위로 더 깊이 주입되도록 한다. 과도교정은 피해야 하며 재차 시술이 필요할 경우에는 최소 3개월 이상 지난 후 하도록 한다(Bergeret-Galley et al. 2001).

▣ 이외의 혼합물

분해되지 않는 영구 물질과 생물 분해성 물질을 한 부위에 동시에 주입할 수도 있다. 하지만 그래도 되는 것일까? 이러한 의문은 몇 가지 논쟁의 여지를 일으킨다. 예를 들어, 효과가 늦게 나타날 수 있는 폴리락틴산(PLA)의 경우 히알루론산과 같은 생물 분해성 필러와 혼합하여 시술함으로써 환자의 만족도를 높일 수 있다. 그러나 다른 한편으로는 부작용이 발생할 경우 어떤 필러가 문제를 일으킨 것인지 알아내기가 어려워진다. 하지만 한 부위에 종류가 다른 필러를 함께 시술한다고 해서 부작용 위험이 더 높아지는 것은 아니다. 시술자가 임의로 조합하여 필러를 주입한 경우, 8.9%의 환자만이 부작용을 일으켰다고 the Berlin registry가 보도한 바 있다. 그럼에도 이에 대한 좋은 연구결과가 여전히 부족하기 때문에 동일 부위에 종류가 다른 필러를 혼합하여 사용할 경우에는 각별히 주의를 해야 할 것이다.

새로운 필러에 대한 일반적인 접근

현재 새로운 필러들이 우후죽순으로 생겨나고 있다. 유럽시장에 새 제품을 소개하기 위해서는 공식적으로 CE certificate를 받아야 한다. 하지만 유사한 물질의 필러가 인증을 받아 이미 시판 중인 경우에는 임상실험 데이터를 요구하지 않기 때문에, 현재 시판되고 있는 새로운 필러 제품들 대부분은 효능과 안정성에 대한 임상 데이터가 없는 것이 현실이다. 따라서 사용자들 스스로 새로운 제품을 사용하려고 할때 주의를 기울여야 한다. 시장에 제품을 홍보할 때 내세우는 마케팅 데이터는 믿을 만한 임상실험 결과라고 단정할 수 없으며, 시판된 이후의 안전성을 검증한 것도 아니기 때문이다. 사용자들은 효능과 안전성에 대한 신뢰할만한 데이터를 제조사에 철저히 요구함으로써(표 1-4), 자신의 환자들이 임상연구에 투자를 하기 싫어하는 제조사의 실험대상이 되는 것을 막아야 한다.

비록 현재는 대부분의 연구가 미국에서 이루어지고 있긴 하지만, 다행히 점점 개선되고 있다. 일반적으로 연구를 한 나라에서만 하지 않고, 예를 들어 유럽이나 남미 등에서도 임상 실험을 함으로써, 문화적 차이를 고려하여 좀 더 폭넓고 좋은 규제 조건을 만들도록 권장하고 있다.

표 1-4 새 제품을 접할 때 제조사에 물어야 할 사항

질문사항	무엇을 찾아 보아야 하나?
효능과 지속성 데이터의 출처는 어디인가?	콜라겐이나 히알루론산과 같은 주로 사용되는 제품과 비교한 무작위 이중맹검 대조 임상연구
안전성 데이터는 어디서 얻었는가?	임상연구(단기간의 안정성 확인에 좋다.) 판매 후 registry(장기간 안전성 확인에 좋다.)
신뢰할만한 실험인가?	몇 가지 기본적인 기준이 충족되어야 한다. - 적어도 50명 이상의 환자. - 무작위 이중맹검연구 - 중간 탈락이 없거나 적어야 - 의미 있는 결과 기준이 사용되어야 - 통계 분석이 적절하게 이루어져야

* 좀 더 자세한 정보는 Williams et al.(2003)을 참조하기 바람

CHAPTER I

참고문헌

1. Bauman L (2004) CosmoDerm/CosmoPlast (human bioengineered collagen) for the aging face. Facial Plast Surg 20(2):125–128
2. Bergeret-Galley C et al. (2001) The value of a new filler material in corrective and cosmetic surgery: DermaLive and DermaDeep. Aesthetic Plast Surg 25(4):249–255
3. Breiting V et al. (2004) A study on patients treated with polyacrylamide hydrogel injection for facial corrections. Aesthetic Plast Surg 28(1):45–53
4. Comite SL et al. (2004) Treatment of HIV-associated facial lipoatrophy with Radiance FN (Radiesse). Dermatol Online J 10(2):2
5. Cooperman LS et al. (1985) Injectable collagen: a six-year clinical investigation. Aesthetic Plast Surg 9(2):145–151
6. De Cassia Novaes W, Berg A (2003) Experiences with a new nonbiodegradable hydrogel (Aquamid): a pilot study. Aesthetic Plast Surg 27(5):376–380
7. Homicz MR, Watson D (2004) Review of injectable materials for soft tissue augmentation. Facial Plast Surg 20(1):21–29
8. Lemperle G et al. (2003) Soft tissue augmentation with artecoll: 10-year history, indications, techniques, and complications. Dermatol Surg 29(6):573–587; discussion 587
9. Manna F et al. (1999) Comparative chemical evaluation of two commercially available derivatives of hyaluronic acid (hylaform from rooster combs and restylane from streptococcus) used for soft tissue augmentation. J Eur Acad Dermatol Venereol 13(3):183–192
10. Matti BA, Nicolle FV (1990) Clinical use of Zyplast in correction of age- and disease-related contour deficiencies of the face. Aesthetic Plast Surg 14(3):227–234
11. Moyle GJ et al. (2004) A randomized open-label study of immediate versus delayed polylactic acid injections for the cosmetic management of facial lipoatrophy in persons with HIV infection. HIV Med 5(2):82–87
12. Narins RS et al. (2003) A randomized, double-blind, multicenter comparison of the efficacy and tolerability of Restylane versus Zyplast for the correction of nasolabial folds. Dermatol Surg 29(6):588–595
13. Orentreich DS (2000) Liquid injectable silicone: techniques for soft tissue augmentation. Clin Plast Surg 27(4):595–612
14. Perry CM (2004) Poly-L-lactic acid. Am J Clin Dermatol 5(5):361–6; discussion 367–368
15. Protopapa C et al. (2003) Bio-Alcamid in drug-induced lipodystrophy. J Cosmet Laser Ther 5(3–4):226–230
16. Rzany B et al. (2004) Anwendung von Polymilchsäure (New-Fill) in der Ästhetischen Medizin: Ergebnisse des ersten deutschen Konsensustreffens an der Charité. Ästhetische Dermatologie: 3
17. Saray A (2003) Porcine dermal collagen (Permacol) for facial contour augmentation: preliminary report. Aesthetic Plast Surg 27(5):368–375
18. Sclafani AP et al. (2000) Autologous collagen dispersion (Autologen) as a dermal filler: clinical observations and histologic findings. Arch Facial Plast Surg 2(1):48–52
19. Sclafani AP et al. (2002a) Rejuvenation of the aging lip with an injectable acellular dermal graft (Cymetra). Arch Facial Plast Surg 4(4):252–257
20. Sclafani AP et al. (2002b) Homologous collagen dispersion (dermalogen) as a dermal filler: persistence and histology compared with bovine collagen. Ann Plast Surg 49(2):181–188
21. Sklar JA, White SM (2004) Radiance FN: a new soft tissue filler. Dermatol Surg 30(5):764–768; discussion 768
22. Tzikas TL (2004) Evaluation of the Radiance FN soft tissue filler for facial soft tissue augmentation. Arch Facial Plast Surg 6(4):234–239
23. Valantin MA et al. (2003) Polylactic acid implants (New-Fill) to correct facial lipoatrophy in HIV-infected patients: results of the open-label study VEGA. Aids 17(17):2471–2477
24. Webster RC et al. (1986) Injectable silicone for facial soft-tissue augmentation. Arch Otolaryngol Head Neck Surg 112(3):290–296
25. Williams H et al. (2003) Evidence-based Dermatology. BMJ Bookshop, London
26. Woerle B et al. (2004) Poly-L-lactic acid: a temporary filler for soft tissue augmentation. J Drugs Dermatol 3(4):385–389

CHAPTER I

Chapter II
환자의 선별
(Selection of Patients)

개요

좋은 치료 결과를 얻기 위해서는 의사의 기술적 능력이 무엇보다 요구되겠지만, 적절한 환자를 선택하는 것도 매우 중요한 사항이다. 의사들은 대부분의 환자들이 자신에게 진정으로 필요한 것이 무엇인지를 제대로 알지 못한다는 사실을 간과하지 말아야 할 것이다. 환자들은 자신이 원하는 것만을 알뿐이다. 해부학적 지식과 노화의 과정에 대한 지식을 바탕으로 환자의 기대치와 실제로 가능한 치료 결과 사이를 조정하는 것은 바로 의사가 해야할 몫이다. 환자들은 보통 누군가로부터 들었거나, 어느 잡지에서 본 적 있는 시술에 대해 물어보는 경향이 있다. 예들 들어, 비구순주름(nasolabial folds)에 보툴리눔 독소 A(BoNT-A) 시술을 원하는 환자들이 매우 많은데, 순전히 이 제품이 광고가 많이 되었기 때문이다. 하지만 비구순주름에 보툴리눔 독소 A를 주입하면 환자는 분명 만족하지 못한다. 이 제품은 주름의 깊이를 개선하는 데는 별로 효과가 없기 때문이다.

요구하는 것은 많으면서 효과는 바로 보고자 하는 환자들이 대표적으로 힘든 경우이다. 환자와의 첫 대면이 매우 중요한데, 의사는 이때 환자의 유형을 잘 파악해야 한다. 예를 들어, 도저히 요구사항을 절충할 수 없는 환자는 가장 피해야 한다. 이전의 다른 시술에 불만을 가지는 환자도 반드시 검증이 필요한 경우이다. 그들이 이전에 다른 미용 시술을 받은 적이 있는지, 그때 결과를 환자가 어떻게 받아들이고 있는지 등의 사항들을 중심으로 과거 시술 이력을 충분히 상담하도록 한다. 환자의 대답으로 환자의 견해를 파악할 수 있을 것이다. 환자의 기대치가 너무 높지는 않은지도 시술 전 꼭 짚어보아야 한다. 경험상으로 볼 때, 그런 환자들은 시술을 하지 않는 것이 나을 때도 있다. 그들은 어떤 시술을 한다 해도 계속 불만을 표시할 것이기 때문이다.

일반적 원칙

앞에서도 언급했지만, 첫 상담은 환자에게나 의사에게나 매우 중요하다. 디지털 카메라가 나오기 전까지, 의사들은 환자들에게 시술의 한계를 이해시키는데 많은 어려움을 겪었다. 특히, 어떤 시술이 특정 환자에게는 적합하지 않을 때에 그들을 납득시키기 위해 애를 먹어야 했다. 대다수의 환자들은 의학적 지식이 부족하기 때문에 종종 의사가 말하는 것을 이해하지 못하기도 한다. 시술 전 후 사진을 보여주면 도움이 되기도 하지만, 오히려 역효과가 나오는 경우도 있다. 사진의 예는 항상 치료 결과가 좋은 케이스를 보여주기 때문에, 이를 본 환자에게 너무 높은 기대치를 심어주어, 자신에게도 똑 같은 결과가 나오리라 생각할 수 있다.

이 장에서는 환자와의 첫 대면을 어떻게 할 것인지, 시술의 종류와 한계를 어떻게 환자에게 이해시킬지 등에 대해 간략하게 언급하고자 한다.

어떤 경우는 디지털 카메라가 없으면 환자에게 시술의 물리적 한계를 설명하기가 매우 어렵다. 환자들은 보통 거울 속의 자신을 있는 그대로 보지 않는다. 사람들은 거울을 볼 때 미소를 짓거나 각도를 바꾸는 식으로 무의식적으로 자신의 결점을 가린다. 사람마다 외모의 차이가 있으며, 자신이 늙어가고 있다는 사실을 받아들이기란 쉽지 않은 법이다. 특히, 젊었을 때 미모가 뛰어났던 여성이라면, 어떤 미용 시술을 한다 해도 그 시절만큼 다시 아름다워질 수는 없다는 것을 인정하기 힘들어 한다.

최초 면담

환자가 내원하면 우선 어떤 시술을 받고자 하는지 상담신청서를 기입하도록 한다. 과거 시술 경력 등의 내용도 빠짐없이 적도록 하고, 전면, 비스듬한 옆얼굴, 옆얼굴 등 다양한 각도에서 사진을 찍고, 정적인 모습, 역동적인 모습도 찍는다. 상담을 시작하기 전에 사진을 미리 컴퓨터에 옮겨 놓고, 의사와 환자가 함께 상담신청서 내용을 검토한다. 그리고 환자를 다른 방으로 안내해 사진 분석 작업에 들어간다. 이때 환자에게 사진을 보여주기에 앞서, 사진 분석 과정은 일반적으로 환자들이 상담을 받을 때 가장 싫어하는 부분이긴 하지만, 다른 어떤 과정보다도 중요하며, 문제를 정확히 진단하고 최고의 해결법을 찾는 가장 효과적인 방법임을 설명해야 한다. 이렇게 함으로써 상담을 보다 객관적이고 효율적으로 진행할 수 있게 된다. 놀랍게도 많은 환자들이 자신의 몸이 이런 식으로 분석되어지는 것을 보기 힘겨워한다.

흥미로운 점은 보통 어떤 시술이 필요한지를 짚어내는 것은 의사가 아니라 바로 환자라는 것이다. 또 어떤 환자들은 이때 자신이 작성한 상담신청서 내용과 전혀 다른 방향으로 시술 희망 부위를 변경하기도 한다. 이 시점이 환자의 신뢰를 얻을 수 있는 가장 좋은 기회이다. 또한 환자를 위한 최적의 방법을 결정하는 출발점이기도 하다.

얼굴의 세 부분

환자의 이해를 돕기 위해, 교과서적으로 얼굴을 위, 중간, 아래 세 부분으로 나눈다. 환자에게 지금부터 자신 얼굴에서 괜찮은 부분과 상대적으로 덜 괜찮은 부분을 상담하겠다고 말을 한다(상담 시 의사는 가능하면 부정적인 단어는 삼가는 것이 좋다). 부정적인 면이 있는 부분일지라도 다른 긍정적인 면을 찾아내어 보완하면서 설명해 나가도록 해야 한다. 의사는 어떤 치료가 필요하며, 이것이 수술적인 것인지, 비수술적인 것인지 정확히 말해야 한다. 일반적으로 축 늘어진 피부는 수술적인 방법으로, 동적인 표정 주름은 보툴리눔 독소 A로, 그리고 깊은 주름은 필러로 치료한다. 환자들은 이 세 종류의 시술이 각각 어떠한 것을 치료하는데 사용되는지 이해를 하게 될 것이다. 환자에 따라서는 사회적 또는 경제적 이유로 선택 가능한 시술이 제한되는 경우도 있다. 의사는 환자마다의 상황에 맞추어 알맞은 시술을 지목하고, 그 시술의 한계까지도 설명해 주어야 한다. 환자에게 자신이 받게 될 각 시술의 효능과 한계 등을 정확하게 알려주는 것은 매우 중요하다.

이상적인 환자

이상적인 환자는 의사가 하는 말을 긍정적으로 경청한다. 이런 환자들을 대하면서 의사는 좋은 환자와 그렇지 못한 환자를 구별하는 방법을 배우게 될 것이다. 이런 환자는 자신에게 무엇이 문제인지 말하고, 이를 개선하기 위해서는 어떤 치료와 절차가 필요한지 이해하려고 한다. 이상적인 환자는 시술 결과의 긍정적인 면과 부정적인 면을 조율해보고, 자신에게 맞는 최적의 선택을 할 줄 안다. 그들은 아무리 경미한 시술이라 하더라도 경험 있는 전문의에게 시술받아야 한다는 것을 명확히 이해하고 있다. 이상적인 환자는 주입되는 제품의 종류를 상담하고, 부작용도 꼼꼼히 따져본다. 필러의 지속성에 관련해서는 내외적 여러 요인들이 필러의 지속성에 영향을 미칠 수 있음을 정확히 이해한다. 그리고 더 좋은 결과를 얻기 위해서는 어떻게 해야 하며, 무엇을 조심해야 하는지 열심히 배운다. 그들은 또한 피부는 계속 노화하기 때문에, 현재의 결과를 유지하기 위해서는 앞으로도 추가적인 시술이 더 필요하다는 것을 이해하고 있다.

노화 환자

노화 과정은 성인이면 누구에게나 일어난다. 그렇다고 모든 사람이 노화에 대비해야 한다는 뜻은 아니다. 일반적으로, 여성들이 나이가 들면서 나타나는 신체의 변화에 더 민감하고 우울해한다. 축 늘어진 피부, 깊은 주름, 주름살, 검버섯, 잡티 등이 대표적인 노화 현상들이다. 거울 속의 자신을 보면서, 또는 젊었을 적 사진을 보면서 세월이 지났음을 실감한다는 것은 때로는 가슴이 아프다. 환자들에게 노화 과정은 복잡한 것이며, 여러 요인들에 의해 영향을 받는다는 것을 설명해 주어야 한다. 일단 이것이 이해되고 나면, 환자들은 노화로 인한 여러 문제들을 다 해결하기 위해서는 한 가지 치료만으로는 부족하다는 것을 더 쉽게 받아들이게 된다. 노화는 내재적 요인 뿐만 아니라 외부적 요인에 의해서도 일어남을 설명해 주어야 한다. 외부적 요인에 기인한 노화는 환경적 영향, 예를 들어, 자외선 노출, 흡연, 기후 등에 영향을 받는다. 내재적 요인은 주로 유전적인 것이다. 환자에게 그들의 부모님의 모습을 떠올려보게 하면서, 자신들도 자연스럽게 그 모습으로 될 것임을 인식하게 한다. 여기서 가장 중요한 것은 그 무엇도 노화를 완전히 막는 방법은 없지만, 노화의 징후들을 누그러뜨릴 수는 있다는 것을 환자에게 상기시키는 것이다. 더 잘 할수록 더 좋은 결과를 얻는다. 그리고 더 빨리 시작할수록 필요한 시술도 더 적어진다. 필러에서는 특히 그렇다. 주름이 더 깊을수록 필러를 더 여러 차례 주입해야 한다. 나는 지속성에 대해서 질문을 받으면 이렇게 대답하곤 한다. 당신들은 이제 복구 작업을 시작한 것이라고. 그리고 앞으로 다시는 그렇게 깊은 주름을 만들어서는 안된다고 말이다. 처음 시술을 시작할 때 환자들에게 앞으로 1년 동안은 자주 재시술이 필요하지만, 꾸준히 관리하면 점점 방문 횟수가 줄어들 것이라고 설명해 주도록 하자. 그리고 어디에도 영원히 늙지 않는 기적의 해법은 없다는 것을 환자들에게 상기시켜야 한다. 노화 과정은 역동적이기 때문에, 그에 대한 치료도 역동적으로 이루어져야 한다.

얼굴에 결함이 있는 환자

사람의 얼굴은 누구나 조금씩 비대칭이다. 그럼에도 아름다움의 척도는 대칭과 균형미로 이야기되어진다. 미용적 목적으로 성형을 하고자 하는 환자들은 좌우 대칭도 맞지 않고 밸런스도 맞지 않는 경우가 대다수이다. 상담을 시작하기에 앞서, 환자의 신체적 특징을 가능한 객관적으로 진단해 두는 작업이 필수적이다. 앞면, 뒷면, 비스듬한 면, 옆면을 모두 검사하도록 한다. 정지 상태와 역동적 상태도 역시 분석해야 한다. 때때로 환자의 결함부위가 역동적 분석에서만 관찰되는 경우도 있다. 하지만, 환자를 앞에 두고서 그의 신체적 결함을 짚어낸다는 것이 기분 좋은 작업은 아니다. 이때 디지털 카메라가 의사의 이런 겸연쩍은 역할을 대신하는 역할을 한다. 말 그대로 한 장의 사진이 천 마디 말을 대신하는 것이다. 함께 사진을 보지만, 사진 속의 모습을 환자에게 설명하도록 한다. 이 역시 환자에게 유쾌한 작업은 아니기에, 의사는 부드럽게 대화를 이끌면서 얼굴의 결함을 어떻게 개선해 나갈 수 있는지에 초점을 맞추어 환자를 이해시키도록 한다. 자신의 사진을 보면서 기분이 우울해지는 환자도 적지 않다.

대화가 시작되면 환자가 원하는 사항과 기대치를 점검한다. 결함이 있는 환자들은 얼굴 전체를 다 바꾸기를 원하기도 하는데, 이들은 자기 얼굴이 일그러지고, 늙고, 결점 투성이라고 생각한다. 이때 얼굴을 앞에서 언급한 세 부분으로 나누어 하나하나 짚어가며 대답을 유도하면 훨씬 문제 해결이 쉬워진다 . '당신의 이마 부분이 어떻게 보이시나요? 이 부분에서 특별히 신경 쓰이는 점이 있나요?' 와 같은 또한 치료 방법을 수술적으로 할지 비수술적으로 할지를 결정하는데 도움이 된다. 물론 환자가 수술을 받아들이는지도 중요한 변수이다. 환자의 답변에 근거해서, 의사는 수술적인 방법과 비수술적인 방법에 따라 각각 어떤 효과가 있는지 설명을 해 주도록 한다. 환자 불만족의 가장 큰 원인은 다름아닌 의사의 지키지 못할 약속에서 기인한다.

환자에게 뼈의 이상이 원인인 결함은 비침습적인 치료법으로는 치료하기가 힘듦을 설명해야 한다. 의사는 환자의 결함이 연부조직에 의한 것인지, 경부조직에서 기인하는지, 피부, 지방조직, 근육 중 어느 구조에서 오는 것인지 진단할 수 있어야 한다. 피부, 지방, 근육부위가 원인인 경우는 보툴리눔 독소 A와 필러를 조합하면 해결할 수 있다. 환자들에게 결함부위는 차근차근 조금씩 개선해 나가는 것이 좋다는 것을 이해시킨다. 경험상 환자에게 가장 효과가 좋은 시술부터 시작하는 것이 좋다. 그러면 환자는 더욱 신뢰를 가지고 다른 시술을 계속해 나가게 된다. 무표정일 때와 얼굴에 표정을 지을 때의 균형을 맞추어 가는 작업이 단순히 주름살을 펴는 작업보다 더 중요하다는 것을 강조해 둔다. 기형적인 결함을 가졌던 환자가 시술 후 만족해 하는 모습을 보는 것은 의사들이 느끼는 작은 보상이다.

치료를 하지 않아야 할 환자

미용 시술이 적절치 않은 환자는 경제적, 사회적, 인종에 따라 다양할 수 있다. 의사는 첫 상담에서부터 표현할 수 있는 나쁜 징후들을 읽어낼 수 있어야 한다. 그리고 이

번에는 이 환자를 시술하는 것이 가치가 있는가를 저울질해 보아야 한다. 말도 안되는 기대치를 가진 환자라면 결과가 어떻게 나오든 불만을 보일 것이 뻔하다. 과도한 기대는 실망감만 키운다. 어떤 경우는 의사가 볼 때 결과가 아주 훌륭한데도 환자 자신은 형편없다고 생각하는 경우도 있다. 환자들은 미용 시술이 자신들의 개인적 문제까지도 해결해 줄 것이라 믿기도 한다. 예를 들면, 30년 이상 젊어 보이고 싶다거나, 취직을 할 수 있게 된다거나, 멋진 연애를 하게 되길 희망하기도 한다. 심각한 정신적 스트레스를 받고 있는 환자 같은 경우는 그 문제가 해결되기 전에는 시술을 하지 않는 것이 좋다. 미용적 시술은 또한 실패한 인생에 대한 보상 정도로 여겨져서도 안된다. 환자나 의사 모두 시술 후 나오게 될 결과치에 동의를 해야 하며, 만약 그렇지 못하다면 시술을 피할 것을 권한다.

어떤 환자들은 의사의 권고사항을 듣지 않으려는 경우도 있다. 이들은 남의 말을 잘 안 듣는 사람들이다. 대화 기술이 부족한 사람도 피해야 할 환자 부류이다. 부작용이나 합병증 등의 사항을 숙지하는 것이 매우 중요함에도, 말을 귀담아 듣지 않는 사람들은 이런 얘기를 잘 흘려버리는 경향이 있다. 이들에게는 시술 효과나 위험요인들을 반복해서 말하도록 유도하는 것이 좋다. 신뢰할 수 없거나 우유부단, 충동적, 히스테리성 환자들 역시 매우 각별한 주의가 필요하다. 또 지나치게 외모에 신경쓰는 환자도 피해야 한다. 이런 사람들은 신체이형증일 수 있다.

신체이형증이 있는 환자

신체이형증이 있는 환자는 자신의 실제 혹은 가상의 결함에 강박적으로 신경을 쓰는 사람이다. 그들은 심지어 의사에게는 보이지 않는 결점까지도 끄집어 낸다. 보통 이런 결점들은 미미한 것이지만, 그들에게는 굉장히 볼품없게 만든다고 생각한다. 시술을 통해 발생되는 피할 수 없는 흉터를 이해하지 못하는 경우는 미용 시술 후에 불만족을 표현할 것이다. 어떤 환자들은 실제로 정신과적으로 또는 정서적으로 질환이 있기도 하다. 경계성 성격장애, 강박증, 자기애적 성격장애 환자들은 피해야한다.

의사는 만약 어떤 환자가 적절치 않은 환자라고 판단된다면, 그들에게 객관적이면서도 허심탄회하게 말해줄 필요가 있다. '고객께서 찾는 결과는 제가 해드릴 수 없는 수준의 것입니다' 라고.

참고문헌

1. Adamson PA, Kraus WM (1995) Management of patient dissatisfaction with cosmetic surgery. Facial Plast Surg 11(2):99–104
2. Baker TJ (1978) Patient selection and psychological evaluation. Clin Plast Surg 5(1):3–14
3. Katez P (1991) The dissatisfied patient. Plast Surg Nurs 11(1):13–16
4. Lewis CM et al. (1983) Patient selection and patient satisfaction. Clin Plast Surg 10(2):321–332
5. Sarwer DB (1997) The "obsessive" cosmetic surgery patient: a consideration of body image dissatisfaction and body dysmorphic disorder. Plast Surg Nurs 17(4):193–197, 209
6. Vuyk HD, Zijlker TD (1995) Psychosocial aspects of patient counseling and selection: a surgeon's perspective. Facial Plast Surg 11(2): 55–60

Chapter III

시술 전 준비물 및 원칙

(Requirements and Rules)

일반적인 요건

▣ 개요

안전하고 효과적인 시술을 위해서는 몇 가지 준비사항이 요구된다. 다음에 언급하는 리스트는 완전한 매뉴얼이라기보다는 시술을 준비하는데 도움이 될만한 팁들을 정리해 두고자 한 것이다.

▣ 기록

치료와 관련한 모든 데이터는 빠짐없이 기록해 두어야 한다.

이것은 비단 법적 문제나 비용 청구의 이유에서가 아니다. 의사 자신의 실력을 향상시키기 위해서, 그리고 한편으로는 환자의 만족도를 높이기 위한 것이다.

▣ 차트

환자의 신원 정보 이외에도, 나이와 갖고 있는 다른 질환의 과거력, 현재 약물을 복용하는지의 여부(예, 아스피린 : acetylsalicylic acid), 그리고 과거 미용 시술 경력 등을 기록한다. 특히, 이전에 주입 경력이 있는 필러는 생물 분해성, 분해되지 않는 제품 모두 기입한다. 그리고 시술할 내용을 기록하는데, 시술부위의 사진 등을 첨부하여 둔다. 주입한 필러 물질과, 주입부위, 주입된 깊이, 그리고 주입량이 포함된다. 필러의 '생산 일련 번호(lot number)' 를 반드시 기록에 남겨두어야 한다. 만약 부작용이 발생했을 경우, 제조사에 알려 함께 생산된 제품을 회수하도록 해야 할 것이다.

▣ 사진

치료에 들어가기 전에 환자의 상태를 기록해 두는 것이 바람직하다. 가능하다면 고정된 세팅을 사용하고 표준화된 과정을 따르며, 사진의 크기, 대상의 위치를 일정하게 하는 등의 표준화 작업이 필요하다(그림 3-1). 이런 표준화된 사진들은 법률적 문서 작업에 도움이 될 뿐만 아니라, 환자와 상담을 할 때도 매우 유용하게 사용된다(제2장 참조).

▣ 동의

모든 시술에 대한 환자의 동의 여부를 문서로 남겨야 한다. 환자들에게 각 필러 물질마다 별도의 동의서 양식에 날짜와 서명을 하도록 한다. 동의서에는 환자에게 제공된 모든 정보 내용, 예를 들어, 기대되는 효능이나 부작용에 대한 안내가 나와 있는 환자 안내용 브로슈어 등이 같이 첨부되어야 한다.

▣ 치료 계획

특히 생물 분해성 필러를 사용할 경우 치료 계획이 반드시 필요하다. 지속적인 효과를 보기 위해서는 반복해서 시술을 받아야 한다는 사실을 환자가 숙지하도록 한다. 예를 들어, 히알루론산 제품은 6개월에 걸쳐 3회 시술을 요한다(0주, 4주, 24주차).

▣ 직원

직원들은 마케팅, 품질 관리, 조수로서의 역할까지 소화할 수 있도록 훈련시켜야 한다. 그들은 미용 시술 과정이 어떻게 진행되는지 숙지하고 있어야 하며, 환자에게 사용되는 필러에 대해 안내할 수 있어야 한다. 환자 차트를 관리하고 필요한 서류는 준비가 되었는지, 환자 동의는 받았는지 등을 점검한다. 그리고 마지막으로, 직원들은 간단한 미용 시술 시 조수의 역할도 하며, 필러 주입부위의 마사지, 또는 시술 전후 통증이나 붓기를 막기 위한 쿨링 등을 담당할 수 있다.

기술적 요건

▣ 치료실

시술실은 조명이 밝아야 한다. 치료부위를 보는데 시야를 방해하는 그림자가 생겨서는 안된다.

▣ 의자

대부분의 시술은 환자가 편안하게 기대어 똑바로 앉아 있는 자세가 적당하지만, 윗

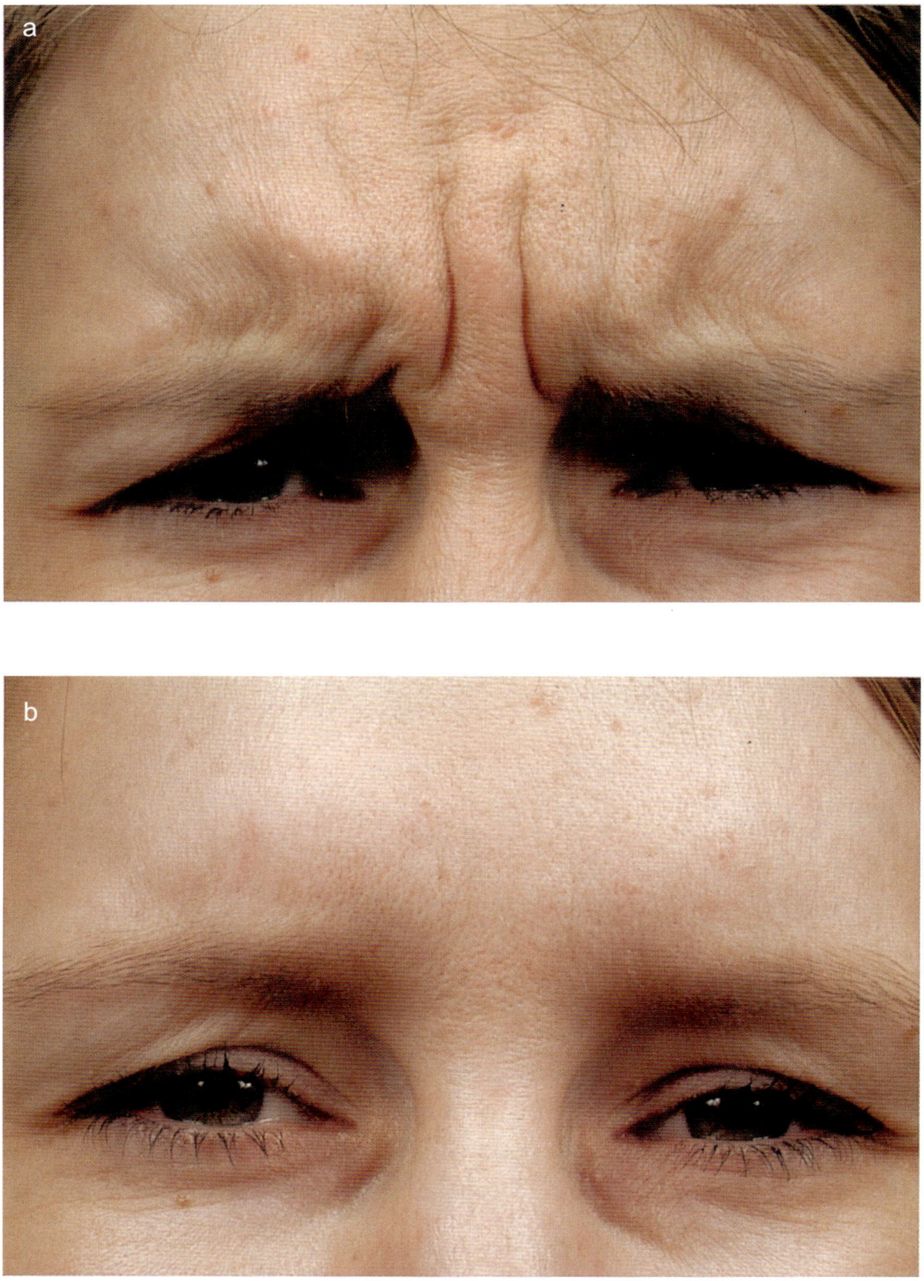

그림 3-1 미간부위의 표준화된 자료
(사진제공 : 독일 GLADYS study)(Rzany et al. 2005)

입술 같은 부위를 시술할 때는 좀 더 뒤로 젖힌 자세가 좋다.

▣ 거울

환자에게 기본적으로 디지털 사진을 제공하여 상담했던 것처럼, 처음부터 환자에게 거울을 주어 환자와 의사 간 커뮤니케이션을 보다 명확하게 돕도록 한다. 의사는 거울을 활용해 현재 환자와 의사가 동일한 부위의 시술에 대해 이야기하고 있다는 것을 확인시켜주고, 원하는 교정 정도도 확인해야 한다.

▣ 세부사항들

기본적인 세팅을 통해 필요한 모든 도구를 준비하여 사용할 수 있다. 아래에 열거한 필요한 도구들이 다 닿을 수 있는 거리에 있도록 한다.

- 환자 정보와 동의서 양식
- 시술 관련 기록을 남기기 위한 서류작업 도구들(전자 차트 또는 일반 차트)
- 손거울
- 사진 자료를 남기기 위한 카메라(아날로그식 또는 디지털)
- 국소마취제와 국소마취제를 위한 주사기와 바늘
- 국소소독제
- 소독되지 않은 압박 거즈
- 주입할 필러와 이에 필요한 주사기와 바늘
- 냉찜질 또는 시원하게 해놓은 식염수에 적신 거즈
- 응급구조 킷(국소마취제에 대한 아나필락시스 반응에 대비해서)

▣ 응급구조 킷

대부분의 필러는 전신 반응이 나타날 위험성이 거의 없다. 하지만, 아주 드물게 국소마취제에 대해 과민 반응이 일어날 수 있다. 환자가 순환기계의 불균형으로 인해 쓰러질 수도 있다. 예를 들어, 윗입술부위를 시술할 때 불충분하게 국소마취제를 사용한 경우 이런 상황이 발생할 수 있다.

▣ 도움말

불만을 가진 환자들의 불평사항은 대부분 의사와 환자 사이의 커뮤니케이션 부족에서 기인한다. 이것은 또한 시술 비용 문제와 관련해서도 그러하다. 처음부터 환자들에게 그들이 얼마를 지불해야 하는지 비용을 정확히 알려주어야 한다.

일반적인 원칙 13가지

▣ 개요

간단한 기본적인 원칙만 지킨다면 필러 주입은 환자에게나 의사에게나 모두 만족스러운 시술로서 끝나게 될 것이다. 아래의 원칙들은 본 책의 다른 장에서 좀 더 깊이 다루도록 하겠다.

▣ 원칙 1 : 환자의 말에 귀 기울여라

사람 간의 대화는 언제나 오해의 소지가 있게 마련이다. 의사와 환자의 대화에서도 마찬가지이다. 하지만 만약 의사가 환자의 말을 잘못 알아 들었다면, 이것은 단순한 오해로만 그치는 것이 아니라 엄청난 의료사고가 될 수도 있다. 따라서 의사는 환자가 하는 말을 귀담아 듣고, 환자가 진짜로 원하는 것이 무엇인지 이해하려고 노력해야 한다. 가능하면 상담 시 사진을 활용하면 오해의 소지를 줄일 수 있을 것이다.

▣ 원칙 2 : 필러만을 고집하지 말아라

당신이 필러 치료를 선호하고 이 치료를 믿더라도 필러는 단지 여러 미용적 의료수단 중 하나에 불과하다는 것을 잊지 말아야 한다. 다른 시술법이 더 효과적인데 필러 주입을 고집하는 우를 범하지 말아야 한다. 예를 들어, 미간 주름(팔자 주름)의 일차적인 치료법은 보툴리눔 독소 A가 정답이다. 그리고나서 2차적으로 생물 분해성 필러를 추가로 사용하도록 해야 한다.

▣ 원칙 3 : 비용을 정확히 얘기하라

환자에게 그가 이 시술을 받으면 총 얼마를 지불해야 하는지 정확하게 알려주어야 한다. 만약 생물 분해성 필러를 사용하는 경우라면, 대부분 한번의 시술로는 부족하고 부가적인 시술이 더 필요하다는 것을 확실히 해두어야 한다. 맨 처음 비용을 산정할 때 2, 3회차 시술비용까지 한꺼번에 하는 것도 한 방법이다. 환자에게 다음과 같이 말하라. '이 시술법을 선택하시면, 앞으로 12개월 동안 최소 2~3회 시술을 하게 되는데, 전체 비용은 대략 이렇습니다.'

▣ 원칙 4 : 가능한 부작용에 대해 얘기하라

어떤 필러든 부작용이 나타날 수 있다. 환자에게 나타날 수 있는 부작용을 일려주

되, 환자가 겁먹지 않도록 하라.

▣ 원칙 5 : 불안한 환자는 피해라

신체이형증이 있는 환자는 자신의 신체부위 중 부정적인 면을 지나치게 과장한다. 예를 들어, 그림 3-2에 나오는 환자는 자신의 입술이 너무 얇은 탓에 한 번도 제대로 연애를 해 보지 못했다고 생각한다. 신체이형증 질환이 있는 환자는 의사에게는 치명적일 수 있다. 직감적으로 이런 증상이 의심되는 환자라면, 시술을 받지 않도록 얘기하는 것이 좋다(제2장 참조).

▣ 원칙 6 : 마취－환자의 고통을 줄여주어라

시술 중 환자의 두 뺨으로 눈물이 흘러내리길 원하지 않는다면, 마취는 필수사항이다. 특히, 입술과 같은 민감한 부위를 치료할 때는 두말할 나위도 없다.

▣ 원칙 7 : 자세－환자를 바로 앉혀서 시술하라

환자를 눕힌 상태로 시술할 때도 있을 것이다. 하지만, 비구순주름처럼 중력이 주름의 깊이에 영향을 주는 경우는, 환자를 앉혀 놓고 시술해야 한다. 그렇지 않으면, 주름 교정이 덜 되게 된다.

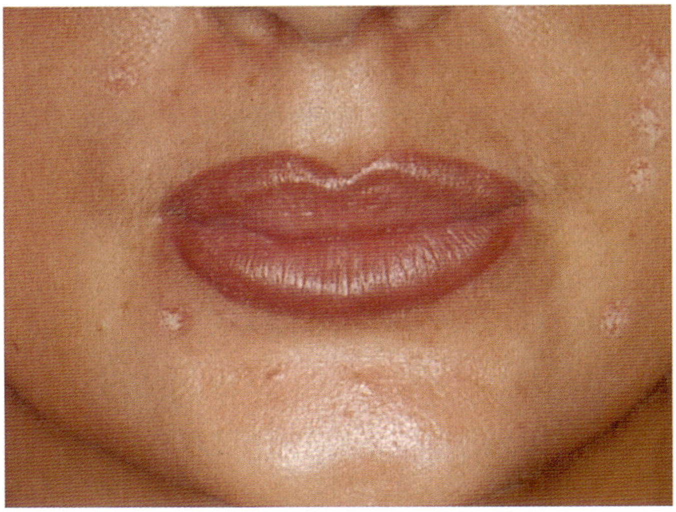

그림 3-2

▣ 원칙 8 : 거울을 활용하라

시술 계획을 세울 때, 시술 후의 효과를 설명하고자 할 때, 환자가 원하는 수준을 정확히 확인하고자 할 때, 거울은 환자와의 커뮤니케이션을 돕는 효과적인 도구이다. 대부분의 환자들이 시술하는 과정 자체는 별로 보고 싶어 하지 않지만, 시술 결과는 미리 보고자 한다. 한쪽 얼굴만 시술을 마치고 거울을 보여주면, 시술 전후의 차이를 바로 알아볼 수 있을 것이다. 이때 '별로 큰 차이가 없군요' 와 같은 말은 삼가야 겠다.

▣ 원칙 9 : 생물 분해성 필러를 먼저 주입하라

분해되지 않는 영구 필러를 원하는 환자라 하더라도, 생물 분해성 필러를 먼저 주입하라. 처음 필러를 접한 환자에게 영구적 필러를 시술하면, 나중에 교정을 할 수 없어 영구적으로 환자의 불만을 남길 수가 있다.

▣ 원칙 10 : 필러의 주입량–부족해서는 안된다

필러의 주입량이 부족하면 만족할만한 효과를 볼 수 없다. 원하는 수준의 충분한 결과를 얻고자 한다면, 환자는 그만큼 충분히 투자를 해야 할 것이다.

▣ 원칙 11 : 필러의 주입량–지나치게 많으면 안된다

과도한 양을 주입하는 것도 좋은 방법은 아니다. 환자의 얼굴에 몇 주간 또는 몇 달 동안 주입된 필러 덩어리가 불룩하게 보여지게 해서는 안된다.

▣ 원칙 12 : 주입 기술–필러에 의해 더 눈에 띄게 하지 마라

중력에 의해 과장되게 보이는 주름을 치료할 때는 주름의 내측으로 주사를 하는 것이 좋다. 주름의 외측으로 주사를 한다면 주름의 깊이가 더 깊어질 것이다.

▣ 원칙 13 : 만약 무언가 잘못되었다면

과잉 치료되었거나, 필러 부작용이 발생하는 등 만약 환자에게 무언가 잘못된 일이 발생하면, 환자의 상황을 살피고 항상 연락이 되도록 해야 한다. 대부분의 의료 소송은 환자와 의사 사이의 관계가 제 기능을 못할 때 발생한다.

참고문헌

1. Rzany B et al. for the GLADYS-study group (2005) Efficacy and safety of 3 x 10 (30) units and 5 x 10 (50) units of botulinum toxin A (Dysport®) for the treatment of wrinkles in the glabella and forehead region. Accepted Arch Dermatol.

Chapter IV

마취와 통증차단
(Anesthesia and Analgesia)

개요

시술 시 통증을 좋아하는 환자는 없다. 국소마취제 도포, 주입, 신경차단 등이 미용 시술을 잘 참고 즐겁게 시술받을 수 있도록 도와주었다(White 1986). 그러나 여러 가지 이유로 상당수의 필러 주입 시술이 불충분한 국소마취에 그치거나 또는 전혀 아무런 통증차단 조치 없이 이루어지고 있다. 마취에 대한 지식과 경험 부족도 하나의 이유라고 생각되는 바, 이번 장에서는 가장 일반적으로 사용되는 국소마취 형태에 대해 다루고자 한다. 시술이 처음인 환자에게는 시술에 대해 설명하는데 시간을 할애하고 환자들이 가지고 있는 질문에 대해 답을 해주는 것 외에도 국소마취를 하는 것이 환자의 불안감을 없애는데 가장 중요한 요소이다.

수술 전 평가

시술에 들어가기 전에 어떤 마취법을 사용할 것인지, 또한 시술 이후 진통제는 어떻게 처방할 것인지 등을 미리 점검해 둔다. 유난히 겁을 내는 환자가 아니라면, 간단한 시술은 거의 진통을 위한 보조 약물이 필요 없다. 약물을 처방 하기 전에는 반드시 환자의 병력 및 건강 상황을 체크해야 한다(Snow 1982). 고혈압, 심장질환과 같은 질환의 병력이 있는 경우는 에피네프린(epinephrine)이 섞여있는 마취제를 사용할 때 환자에게 영향을 줄 수 있다. 환자가 술을 마시는지, 진정제를 복용하는지, 치과 치료 때 마취로 인한 문제는 없었는지 등을 체크해 이런 환자는 특별히 주의를 기울여야 한다. 진통제 처방 전에 마취약과 상호작용을 일으킬 수 있는 가능성이 있는지 확인이 필요하다. 환자에게 이전에 국소마취제 도포, 주입, 신경차단 등의 과정에서 문제는 없었는지 반드시 물어보도록 한다. 또한 마취에 들어가기 전 환자가 불법적인 약물을 복용하지는 않았는지도 확인해야 한다.

국소마취

국소마취제는 감각, 자율, 운동신경의 기능을 감소 또는 완전히 차단시킨다. 이것은 세포막에 있는 나트륨채널(sodium channel)을 차단하고, 흥분전도과정(excitation-conduction process)을 방해함으로써 작용을 나타낸다(Carvalho and Mathias 1997). 국소마취제의 전신흡수는 약물 주입부위의 혈류, 마취제의 화학적, 물리적 특성, 에피네프린 같은 혈관수축제의 사용 여부에 따라 달라진다. 혈관수축제는 국소마취제의 전신흡수를 줄여주고 신경세포에 국소마취제의 작용을 증가시켜 전신 부작용 없이 국소적으로 작용시간을 늘리는 장점이 있다. 하지만 말단부위에 주입하는 경우 조직괴사의 위험성을 높이므로 주사하지 않도록 주의해야 한다.

국소마취제 도포

피부에 주입하는 필러 시술은 대부분 국소마취제 도포만으로도 시술 중 불편감을 줄여주는데 충분하다. 국소마취제는 기본적으로 에스터군(ester group: cocaine, tetracaine, benzocaine)과 아미드군(amide group: 리도카인, prilocaine)의 두 그룹으로 나뉜다.

피부 각질층은 피부가 약을 흡수하는데 큰 방해가 된다. 따라서 국소마취 크림을 바르기 전에 소독제로 피부를 닦아내어, 마취제가 잘 스며들도록 한다. 마른 거즈로 피부 표면을 문질러 각질과 피지를 제거하는 것도 도움이 된다. 피부를 문지르면 혈관이 확장되어 약의 침투가 용이해진다. 테이프로 각질층을 벗겨내는 방법도 효과적이긴 하지만 별로 실용적인 방법은 아니다(Monash 1957).

가장 일반적인 국소마취 연고로는 EMLA 크림으로 2.5% 리도카인과 2.5% 프릴로카인(prilocaine)로 이루어진 혼합물이다. 혈중으로 흡수되는 양은 매우 미량으로 전신독성이 없다. 보통 손상되지 않은 표피 10 cm^2에 1 g 사용한다. 밀폐요법으로 대략 45분에서 1시간 동안 도포해야 한다(Hallen and Uppfeldt 1982).

국소마취를 유도하는 또 다른 방법으로는 냉동마취(cryoanesthesia)가 있다. 간단히 얼음 주머니를 올려 놓는 것이 마취 효과를 증진시키는데 어떤 환자들은 얼음 주머니를 올려두는 것만으로 마취가 되기도 한다. 이밖에도 ethyl chloride, dichlorotetrafluorethane spray와 같은 국소적으로 얼리는 물질이 있긴 하지만, 필러 치료에는 잘 사용되지 않는다.

국소마취제 주입

국소마취제를 주입하면 신경말단의 흥분을 직접적으로 차단할 수 있다. 일반적으로 가장 많이 사용되는 약물은 1% 리도카인이며, 진피내 또는 지방층으로 주입한다. 진피내 주사는 즉각 효과가 나타나고 마취 지속시간도 더 길지만, 주입 시 통증이 심하고 조직의 변형(tissue distortion)을 일으키는 단점이 있다. 반면, 지방층으로 주사하면 덜 아픈 대신, 마취 지속시간이 짧다(Arndt et al. 1983). 국소마취제를 주사하면 보통 바늘이 피부를 뚫을 때 따끔하게 아프며, 마취제가 들어갈 때 뜨겁게 타는 듯한 느낌을 받는다. 이때 통증은 급속한 조직 팽창에 의한 것이므로, 가능하면 소량씩 주입하는 것이 바람직하다. 에피네프린과 중탄산염(bicarbonate)을 혼합해서 사용하면 주입 시 통증을 상당히 줄일 수 있다(McKay et al. 1987). 심하게 민감한 환자는 마취 주사 전에 국소마취제를 먼저 도포하는 것도 하나의 방법이다.

신경차단술

신경차단 마취는 소량의 국소마취제를 신경 주변에 주입함으로써 그 신경이 지배하는 부위를 마취하는 방법이다. 사용되는 양이 적기 때문에 이로 인한 전신 독성의 위험은 거의 없다. 위에서 언급한 국소마취제 주입방법과는 달리, 신경차단술은 거의 불안정하지 않고, 불편함도 덜하다. 그러나 이 방법은 숙련된 기술은 물론 해부학적 지식도 기반이 되어야 한다. 그래야 최소한의 주사로 원하는 최적의 마취 효과를 얻을 수 있으며, 그만큼 부작용의 위험도 줄일 수 있다. 부적절한 신경의 손상이나 혈관의 손상을 일으킬 가능성이 있고 일부 환자에서는 오래 지속되는 감각이상, 혈종, 출혈이 나타날 수 있어 환자에게 괴로움을 줄 수 있다(Laskin 1984).

얼굴의 감각과 운동은 다섯 번째 뇌신경인 삼차신경이 맡는다(그림 4-1). 주요 삼차신경가지들은 두개골로부터 독립적인 경로를 통해 나오는데 안신경분지(ophthalmic branch)는 안와를 지나 전두분지(frontal branch)가 되며 이는 안와위신경(supraorbital nerve)과 도르래위신경(supratrochlear nerve)으로 나뉘어지게 된다. 다른 두 개의 가지는 안와아래신경(infraorbital nerve)을 만드는 상악신경(maxillary nerve)이고, 나머지 하나는 삼차신경 중 가장 크며 운동신경을 갖고 있는 유일한 신경이며 턱끝신경(mental nerve)을 만드는 하악신경(mandibular nerve)이다. 신경차단술은 보통 1-2%의 리도카인을 사용하게 되고, 빠른 시간내에 오랜동안 마취를 유지하기 위해 에피네프린을 섞어 사용할 수 있다. 혈관내 부적절하게 직접 투여하는 일이 없도록 주의

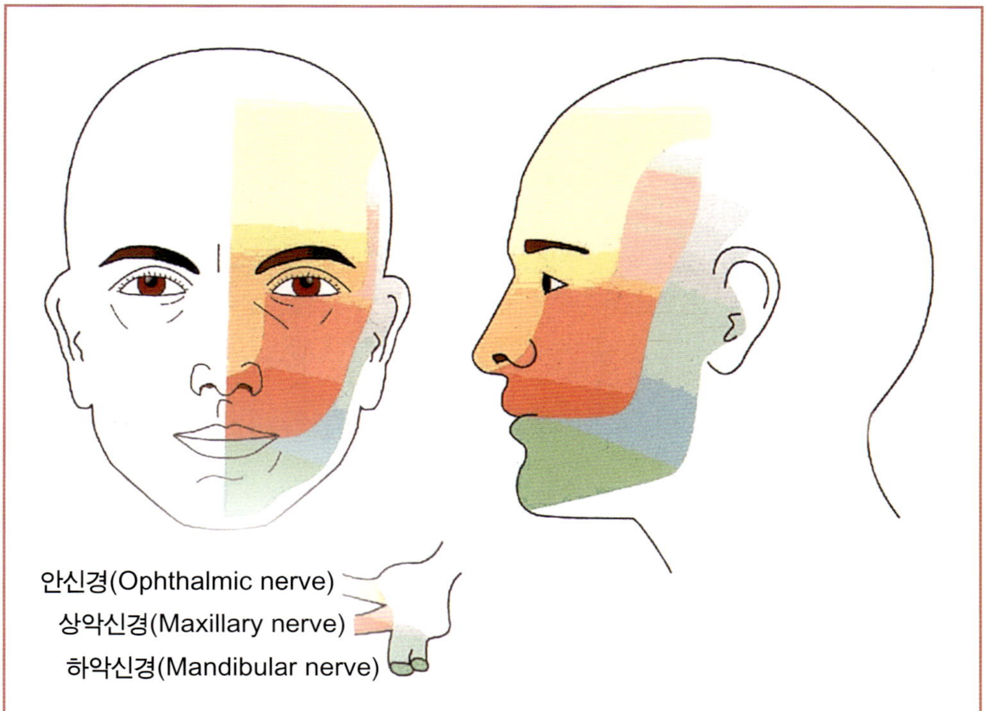

그림 4-1 얼굴의 주신경 범위(main facial nerves) (de Maio 2004)

해야 하며 고혈압이나 심장질환이 있는 환자는 에피네프린 사용을 피하는 것이 좋다.

통증은 주입 시 조직이 팽창하면서 생기며, 마취제 자체 자극에 의해 통증이 생기기도 한다. 부드럽게 주사하는 것이 좋으며 이를 통해 환자가 마취를 잘 견디게 된다.

▣ 안와위신경(Supraorbital Nerve)

1. 해부학적 구조와 분포

안와위신경은 두개골의 안와위구멍(supraorbital foramen)을 통과해 동공중심선(midpupillary line)의 안와위능선(supraorbital ridge)을 따라 나온다. 이는 이마의 감각을 지배한다.

2. 시술법

리도카인 0.5~1 ml를 눈썹 안쪽 1/3 지점의 움푹 패인 곳(supraorbital notch)에 바늘이 이마 쪽으로 향하도록 주사한다(그림 4-2, 4-3).

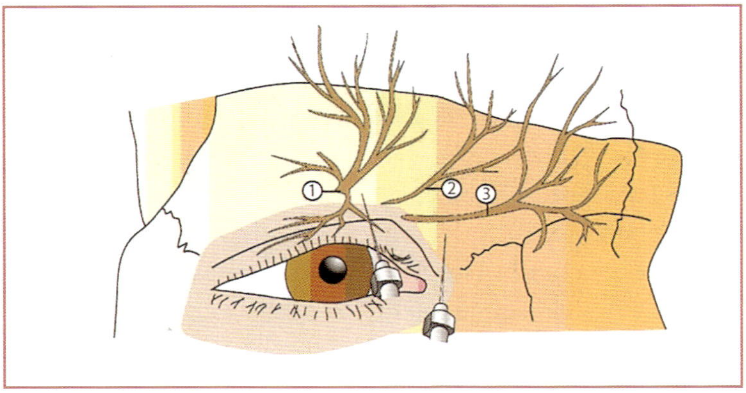

그림 4-2 안와위신경의 해부학적 구조와 차단법
1=external branch of the frontal nerve, 2,3=internal branch of the frontal nerve(de Mail 2004)

▣ 도르래위신경(Supratrochlear Nerve)

1. 해부학적 구조와 분포

도르래위신경은 안와 내측을 따라 두개골을 빠져나오며 이마 내측 부분에 신경을 전달한다.

2. 시술법

리도카인 0.5~1 ml를 코뿌리와 안와 위쪽 가장자리가 만나는 지점에 주사한다. 즉, 눈썹 내측 바로 아랫부분이다(그림 4-4).

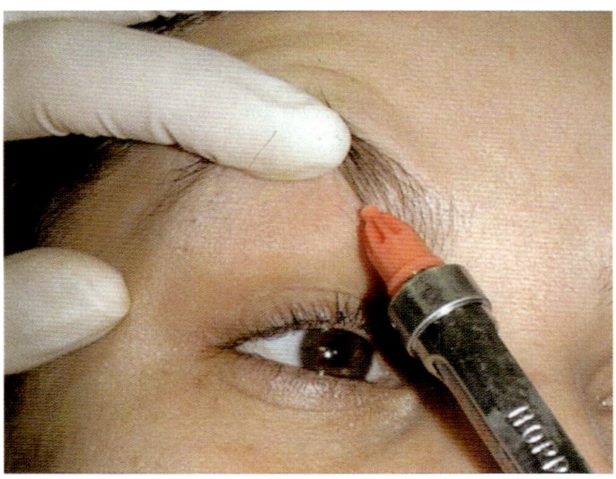

그림 4-3 안와위신경차단

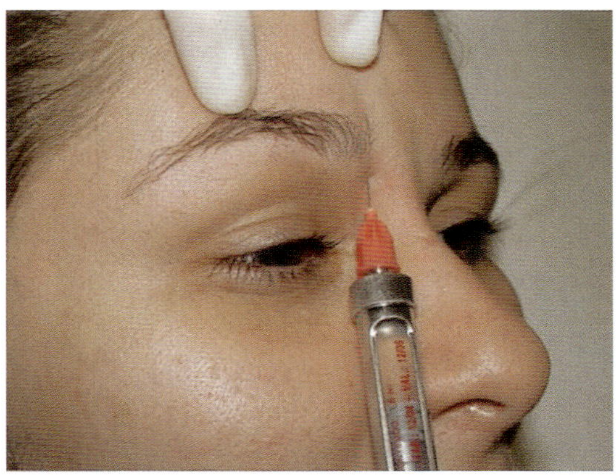

그림 4-4 도르래위신경차단

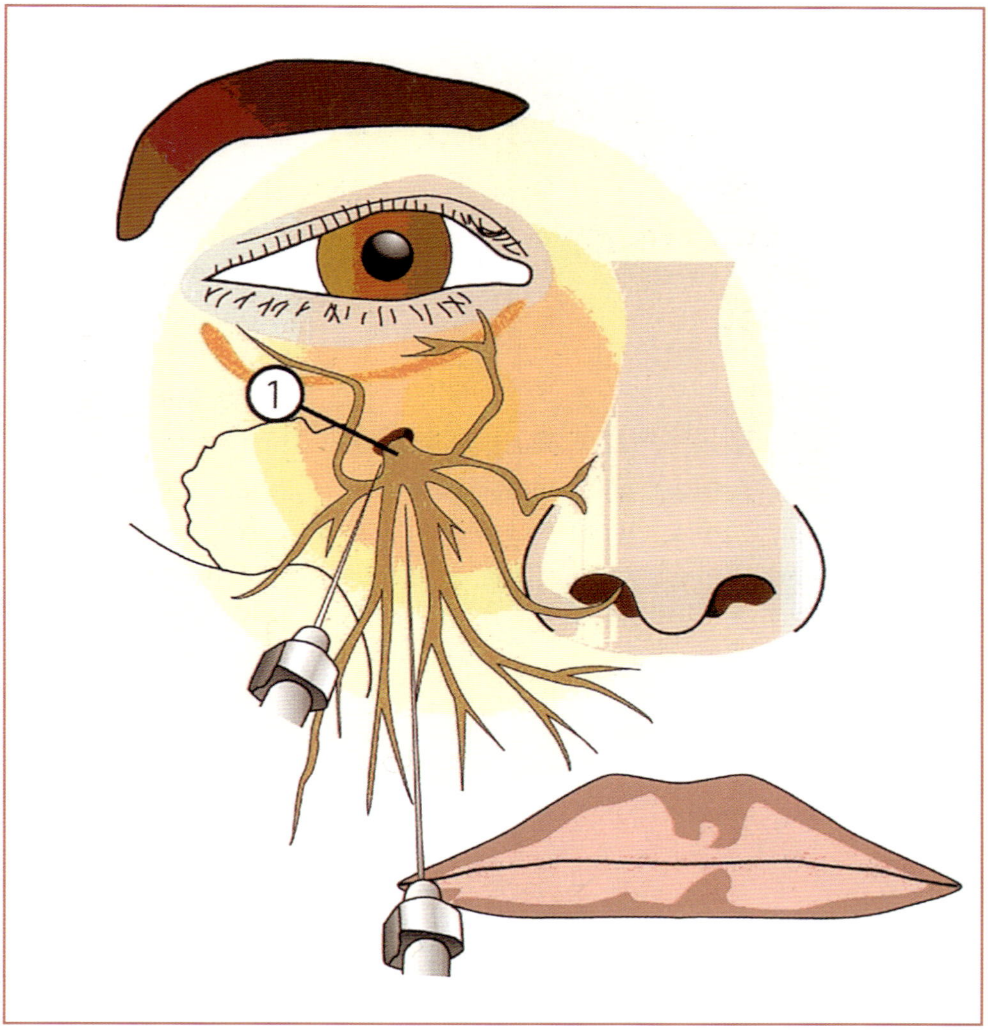

그림 4-5 **안와아래신경차단(1)** (de Maio 2004)

■ 안와아래신경(Infraorbital Nerve)

1. 해부학적 구조와 분포

안와아래신경은 동공중심선에서 안와아래능선(infraorbital ridge) 아래로 약 1 cm 정도되는 부위에 존재하는 안와아래구멍(infraorbital foramen)을 통해 빠져나온다. 이는 아래 눈꺼풀, 비구순주름, 윗입술, 뺨 내측 부분, 코부위의 신경을 지배한다.

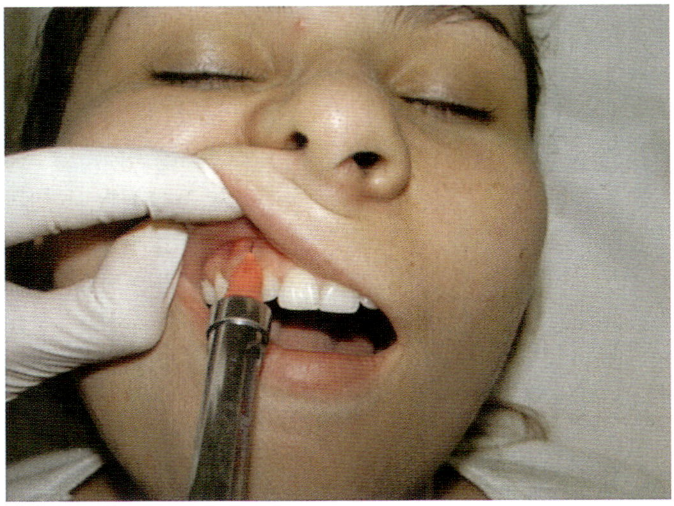

그림 4-6 점막접근법을 이용한 안와아래신경차단

2. 시술법

안와아래구멍은 보통 손으로 만져진다. 차단법에는 피부를 통한 방법과 점막을 통한 방법 두 가지가 있다. 피부를 통한 주사법은 동공중심선으로 안와 아래 경계부에서 아래로 1 cm 되는 부위로 리도카인 0.5 ml를 주사하며 이때 관(canal) 안으로 주사하지 않고 주변으로 주사하도록 한다. 점막을 통한 주사법은 송곳니 위치에서 윗입술고랑(superior labial sulcus)을 통해 홍채 방향으로 접근하는 방법으로 총 1 ml의 리도카인을 후퇴(retrograde)하면서 주사하게 된다. 피부 바깥에서 바늘을 손으로 느끼면서 시행하도록 한다(그림 4-5와 4-6).

▣ 턱끝신경(Mental Nerve)

1. 해부학적 구조와 분포

턱끝신경은 동공중심선에 위치하며 얼굴의 중앙에서 약 2.5 cm 떨어진 부위에 존재하는 턱끝구멍(mental foramen)에서 나온다. 이는 아랫입술과 아래턱부위의 신경을 지배한다.

2. 시술법

주사 바늘을 아래쪽 두 번째, 세 번째 작은 어금니 사이 위치에서 아래입술고랑(inferior labial sulcus)을 통해 턱끝구멍 쪽으로 진행시켜 1 ml의 리도카인을 주사한다(그림 4-7).

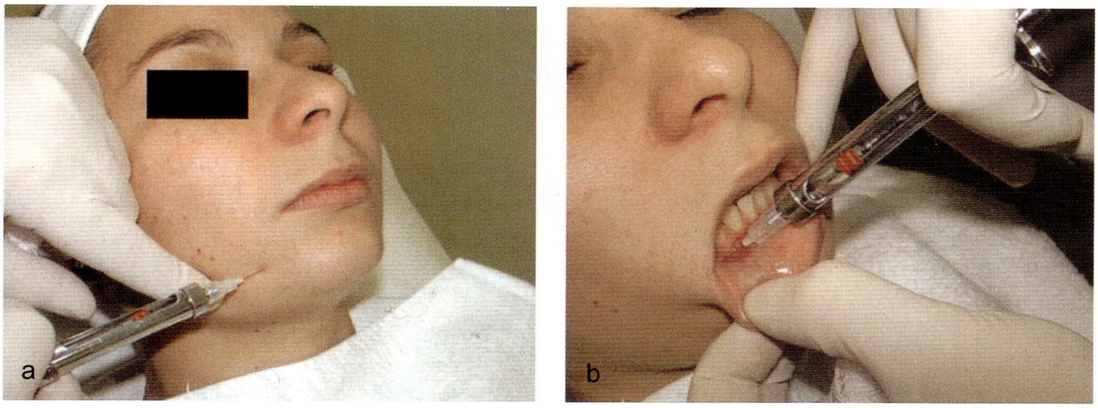

그림 4-7 턱끝신경차단은 피부를 통한 방법(a)과 점막을 통한 방법(b)이 있다.

부작용

부작용은 마취제 자체에서 오기도 하지만 일반적으로 에피네프린을 함께 사용할 때 더 자주 발생한다. 에피네프린에 의한 초기 전신 반응은 떨림, 빈맥(tachycardia), 불안감, 심계항진(palpitations), 두통, 혈압 상승, 홍통 등이 있다(Grekin and Auletta 1988). 국소마취제의 전신 반응은 독성 수치까지 올라가면 나타난다. 대부분이 권장량 보다 많은 양을 사용하거나 실수로 혈관내 주입하는 경우에 발생한다.

국소마취제의 전신 독성은 신경계와 심혈관계 이상이 특징적이다. 독성의 징후와 증상은 마취제 주입 속도와 혈중내 농도에 따라 다양하다. 심한 독성 반응으로는 입술과 혀의 이상 감각, 시야가 흐려짐, 근육연축, 이명, 발작(seizure), 무의식(unconsciousness), 혼수상태(coma), 호흡과 심혈관의 기능 저하 등이 있으며 빠른 진단이 필수적이다. 국소마취제는 나트륨 채널을 차단하여 심근의 탈분극을 유도하고 신경의 전도 속도를 감소시킨다. 그러므로 국소마취제를 이용한 미용 치료는 호흡, 산소포화도, 심혈관 기능의 적절성을 확인할 수 있는 측정도구들을 사용해야 한다.

국소마취제에 의한 알레르기 반응은 드물지만 에스터제재에는 종종 발생되는 것으로 알려져 있다(Brown et al. 1981).

국소마취의 단점

리도카인 2.5%와 프릴로카인 2.5%를 혼합한 마취제를 도포하면 미세한 주름이 잘 안 보인다. 따라서 콜라겐이나 히알루론산 제품과 같은 입자가 고운 필러를 이용한 치료에는 적당하지 않다. 신경차단법은 비구순주름이나 윗입술의 모양 변화를 가져올 수 있기 때문에 부족한 교정이나 과도한 교정의 원인이 될 수 있다.

도움말

시술이 절대 고통스러워서는 안된다. 통증과 같은 안좋은 경험은 결국 환자가 치료를 그만 두게 만드는 원인이 될 수도 있다. 마취 역시 필러 주입 시술의 중요한 한 부분으로 생각해야 할 것이다.

참고문헌

1. Arndt KA et al. (1983) Minimizing the pain of local anesthesia. Plast Reconstr Surg 72(5):676–679
2. Brown DT et al. (1981) Allergic reaction to an amide local anaesthetic. Br J Anaesth 53(4):435–437
3. Carvalho JCA, Mathias RS (1997) Farmacologia dos anestésicos locais. In: Manica JT et al. (eds) Anestesiologia: Princípios e Técnicas, 2nd edn. Porto Alegre, Artes Médicas, Chap 22, p 332–340
4. De Maio M (Ed) (2004) Tratado De Medicina Estetica, M. Ed. Roca, Sao paulo
5. Grekin RC, Auletta MJ (1988) Local anesthesia in dermatologic surgery. J Am Acad Dermatol 19(4):599–614
6. Hallen B, Uppfeldt A (1982) Does lidocaine-prilocaine cream permit pain-free insertion of IV catheters in children? Anesthesiology 57(4):340–342
7. Laskin DM (1984) Diagnosis and treatment of complications associated with local anaesthesia. Int Dent J 34(4):232–237
8. Mather LE, Cousins MJ (1979) Local anaesthetics and their current clinical use. Drugs 18(3):185–205
9. McKay W et al. (1987) Sodium bicarbonate attenuates pain on skin infiltration with lidocaine, with or without epinephrine. Anesth Analg 66(6):572–574
10. Monash S (1957) Location of the superficial epithelial barrier to skin penetration. J Invest Dermatol 29(5):367–376
11. Snow J (1982) Manual of Anesthesia. Little, Brown, Boston
12. White PF (1986) Pharmacologic and clinical aspects of preoperative medication. Anesth Analg 65(9):963–974

Chapter V

임상적 적응증 (The Most Common Indications)

이마(Forehead)와 미간(Glabella)

▣ 개요

보툴리눔 독소 A는 이마와 미간 주름에 효과적인 치료법이다. 그러나 주름이 매우 깊은 경우에는 보툴리눔 독소 A 하나로 전체 외관을 교정하기에 불충분하다. 여기에 필러를 사용하면 좋은 효과를 볼 수 있다(그림 5-1~5-4).

▣ 해부학적 구조

이마와 미간 부분은 세 가지 주 근육인 후두전두근, 추미근(corrugator), 눈살근(procerus)의 움직임에 따라 주름 모양이 형성된다. 이마에 가로로 생기는 주름은 전두근이 작용하여 생긴다. 양쪽 추미근을 반복적으로 수축시키면 미간에 수직으로 주름이 생긴다. 미간에 수평으로 생기는 주름은 눈살근이 과도한 작용을 하기 때문이다.

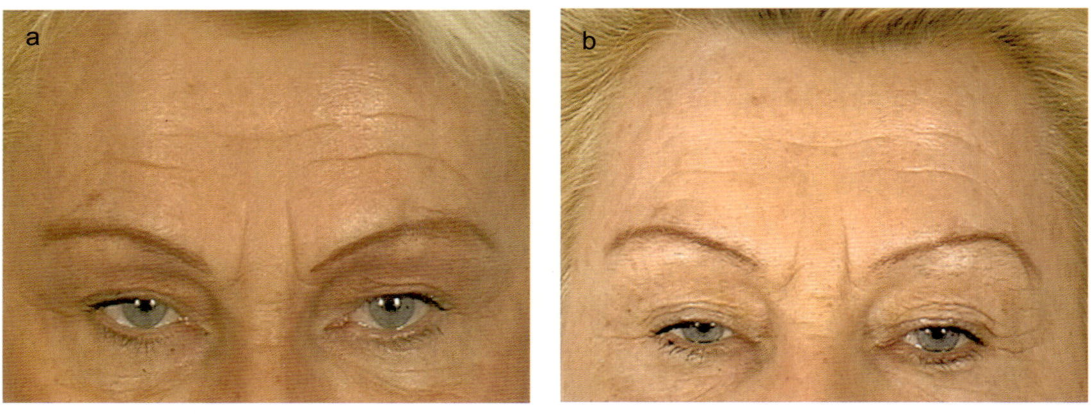

그림 5-1 보툴리눔 독소 A 주입 전**(a)**와 3주 후**(b)**(이완된 상태)

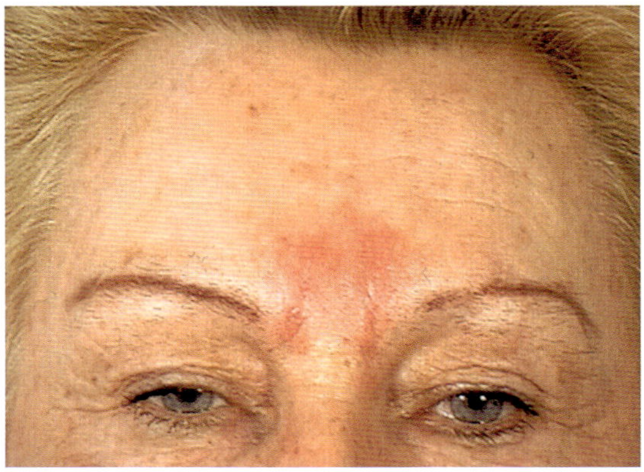

그림 5-2 히알루론산 주입 직후 사진(이완 상태)

▣ 환자 평가 및 환자 선별

보툴리눔 독소 A로 가능하면 미리 치료를 한 후 환자를 평가하여 필러 치료 여부를 결정한다. 보툴리눔 독소 A를 미리 치료하면 추가적인 필러의 사용이 종종 필요없는 경우가 있다. 이마나 미간의 주름이 매우 깊은 환자들은 좀 더 깊이(깊은 진피 쪽으로) 주입하는 필러를 사용하여 볼륨을 증가시켜야 한다. 상대적으로 얕은 이마와 미간의 주름은 입자가 고운 필러로 피부 표면 쪽으로 주입한다. 예로는 입자가 고운 콜라겐이나 매우 입자가 고운 히알루론산이 있겠다. 콜라겐 사용 시에는 약간의 과도한 교정이 필요하다. 그러나 히알루론산 제품으로 너무 과도한 교정을 하거나 너무 피부 표면에 주입하면 흰색 또는 푸른색의 줄이 생길 수 있음을 기억해야 한다. 주름이 깊

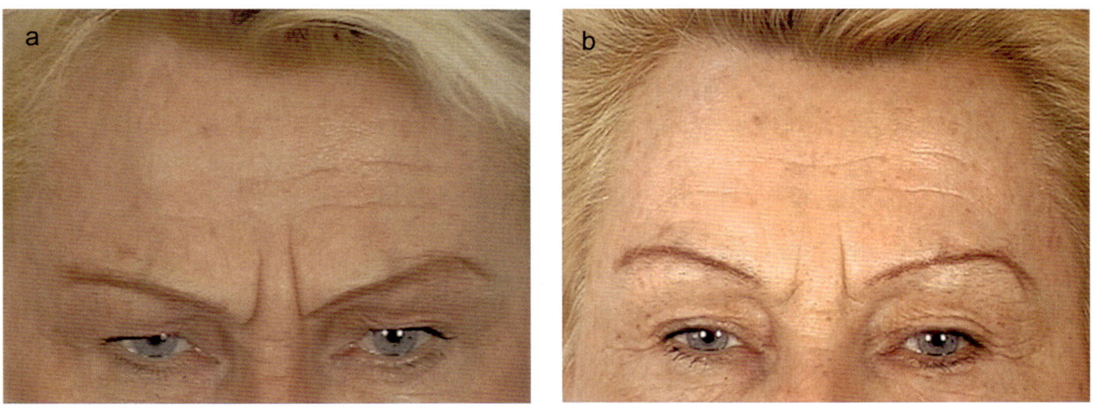

그림 5-3 보툴리눔 독소 A 치료 전**(a)**와 3주 후**(b)**(최대로 찡그린 상태)

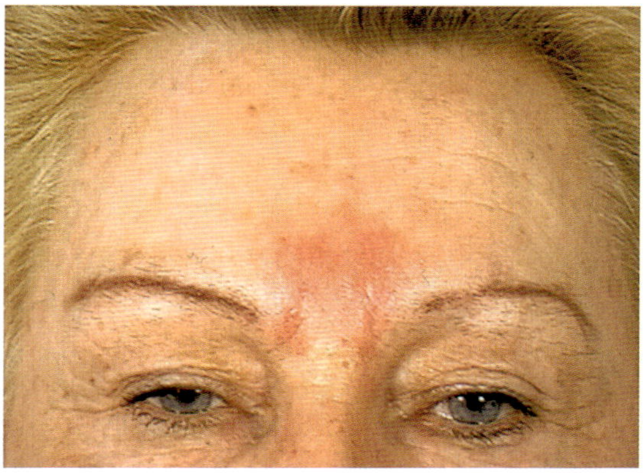

그림 5-4 히알루론산 주입 직후(최대로 찡그린 상태)

은지 얇은지에 따라 적합한 필러를 선택해야 한다.

▣ 시술법

일반적으로 마취는 필요없다. 대부분의 동료 의사들은 보통 바늘을 뒤로 빼면서 터널링 기법(retrograde tunnel technique)을 사용하는데, 시술 시간이 적게 걸린다. 여러 부위를 주사하는 방법(multiple injection site technique)도 가능한데 이 방법은 필러가 주변 부위에 잘 퍼지도록 한다. 이마와 미간 주름에는 피부의 여러 층에 주사하는 방법을 사용하기도 한다. 하지만 너무 깊게 주입해서는 안된다. 근막 아래로 주입하면 필러가 다른 부위로 움직일 수 있다(예를 들어, 미간에서 코주변으로). 게다가 분해되지 않는 필러 제품이나 입자가 큰 필러 제품들은 동맥을 막아 조직 괴사를 유발할 수 있어서 미간부위에 주입 시에는 각별한 주의를 요한다.

▣ 교정

깊은 미간 주름에 생물 분해성 필러를 사용한 경우, 2~4주 후 교정이 필요할 수 있다.

▣ 도움말

이마와 미간 부분은 필러를 주입하기 전 보툴리눔 독소 A를 먼저 시술할 것을 권장한다. 보툴리눔 독소 A와 필러를 함께 사용하면 전체적으로 더 좋은 결과를 얻을 수 있다. 한 부위에 두 가지 시술을 동시에 할 수도 있지만, 보툴리눔 독소 A를 필러 주입 2주 전에 시술해야 한다.

이마에 보툴리눔 독소 A를 시술한 후 남아 있는 눈썹 위쪽의 가느다란 주름들은 미세한 생물 분해성 필러로 쉽게 교정할 수 있다. 보툴리눔 독소 A 자체로도 교정이 가능하지만, 눈썹의 처짐(brow ptosis)의 위험이 약간 있다.

눈썹 (Eyebrow)

▣ 개요

아름다움을 논할 때 가장 중요하게 언급되는 부분 중 하나가 바로 눈썹의 위치이다. 눈에 잘 띄는 눈썹은 안쪽 2/3되는 지점과 바깥쪽 1/3지점에서 살짝 아치를 그린다. 눈썹의 색과 질감에 따라 전체 이미지도 많이 달라진다. 그러나 아름다움을 결정짓는 최고 요인은 크기와 볼륨감이다. 눈썹의 크기는 개인에 따라 인종에 따라 매우 다양하다. 내측 1/3부위의 눈썹은 가득 차 있고 털이 위쪽과 외측으로 퍼져나간다. 중간 1/3지점의 눈썹은 수평 방향으로 외측으로 퍼져나가며 결국 아래로 향한다. 정상적인 눈썹의 위치는 남자와 여자가 다르므로, 눈썹의 불만스러운 점을 제대로 교정하려면 이러한 점을 고려해야 한다.

눈썹은 안와의 위쪽 틀을 형성할 뿐 아니라 화가 나거나 좌절, 궁금함 등과 같은 감정을 표현한다. 눈썹의 좌우 대칭이 맞지 않는 다거나, 위치나 눈썹의 양이 적절치 않으면 전체적으로 얼굴의 미용적인 균형에 영향을 미친다. 나이가 들면서 중력과 연부조직의 보강이 부족해지면서 눈썹이 처지기 때문에 눈썹의 위치가 바뀐다. 그래서 지치고 슬픈 인상을 만들게 된다. 눈썹이 아래로 처지면 눈꺼풀 외측에 덮개(hood)를 만들게 되고 그 결과 여분의 피부에 의해 눈가 주름(crow' s feet line)에 영향을 준다. 눈썹 위치를 교정하기 위해 의도적으로 전두근을 너무 많이 움직이면 가로로 깊이 일자 주름이 생길 수 있다.

얼굴 위쪽을 젊어지게 하는 방법에는 수술적 또는 비수술적인 방법이 있다. 비수술적인 방법으로는 피부를 벗겨내는 박피성 방법을 포함하여 보툴리눔 독소 A, 필러가 있으며, 수술적인 방법으로는 temporal lift, endoscopic browlift, coronal lift 등이 있다. 그러나 얼굴 위쪽만을 시술하는 외과적 방법은 약간의 한계가 있다. 어떤 방법을 선택하느냐에 따라, 이마와 미간 주름 또는 눈썹의 내측과 중간 부분에는 전혀 효과가 없는 경우도 있다. 따라서 필러나 보툴리눔 독소 A와 같은 다른 방법을 함께 시술해야 원하는 결과를 얻을 수 있다.

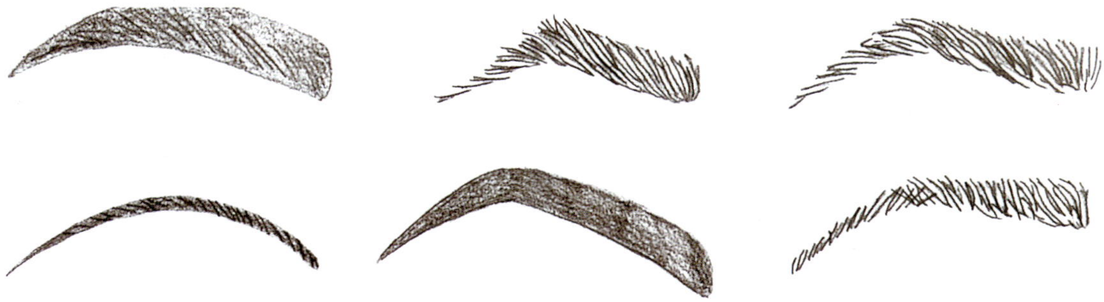

그림 5-5 여러 가지 눈썹모양

▣ 해부학적 구조

미적인 단위(aesthetic unit)에서 이마는 고전적으로 '얼굴의 세 부분'(facial thirds) 중 위쪽 1/3부위를 차지한다. 즉, 안와위 경계부에서부터 머리카락이 나는 앞쪽 모발선까지를 포함한다. 이마 피부는 일반적으로 아래쪽 얼굴의 피부보다 두꺼운데, 이 곳은 피부, 피하지방, galea aponeurotica- submuscular aponeurotic system(SMAS)의 일부, loose subaponeurotic areolar layer, 골막(periosteum)의 5개의 층으로 구성된다.

이마와 눈썹의 위치는 전두골(frontal bone), 안와위 경계(supraorbital rims), 광대뼈(zygoma)에 따라 달라진다. 또한 전두근, 추미근(corrugator)의 움직임에 따라서도 이마와 눈썹의 위치가 달라질 수 있다. 연부조직이 아닌 아래의 골격이 미적인 문제를 야기할 수 있다. 필러의 치료 목표가 될 수 있는 뼈의 윤곽이나 돌출이 눈썹의 위치에 매우 중요하다. 눈썹은 얼굴 위쪽 1/3과 중간 1/3을 구분 짓는 중요한 경계이다.

눈썹의 모양과 안와위 경계를 비교한 눈썹의 위치를 이해하는 것이 좋은 치료 결과를 얻는데 필수적이다. 눈썹의 위치는 머리가 나는 지점에서 5~6 cm 아래가 적당하다. 눈썹 내측 부분은 콧망울(ala nasi)의 외측 부분을 가로지르는 수직선상에 위치하고 내안각(inner canthus)의 상방 1 cm 정도에 놓이게 된다. 눈썹의 외측은 콧망울 기저부(ala base)에서 외안각(lateral canthus)을 잇는 사선의 끝에 위치하게 된다. 눈썹의 내측과 외측 끝부분은 같은 수평선상에 놓이게 된다. 여성의 경우 눈썹이 안와위 경계의 위쪽에 위치하고 아치 모양으로 존재하게 된다. 이 아치의 가장 높은 부분은 눈썹 내측 2/3와 외측 1/3의 경계 부분인 안구의 눈동자 가장자리(lateral limbus) 정도에 위치하게 된다. 남성의 눈썹은 아치가 더 작고 여자보다 안와위 경계부에서 약간 낮은 위치에 존재한다. 남성의 눈썹이 여자보다 보통 숱이 더 많다(그림 5-5).

이 부위에는 네 가지 근육의 작용이 균형을 이루고 있다. 3개의 내림근(depressor)〔눈둘레근(orbicularis), 눈살근, 추미근〕과 1개의 올림근(전두근). 전두근은 galea의 앞 부분에서 기원하여 피부, 표재성 근막, 눈둘레근의 위쪽 근섬유(upper fibers of the orbicularis oculi), 추미근으로 합쳐지는 양상을 보인다(Willams at al. 1989). 이 근육을 움직여 눈썹을 위로 치켜 올릴 수 있다.

표재성 근막(fascia superficialis)은 측두부에서는 temporoparietal fascia, 이마부위에서는 galea로 알려져 있다. 미간과 눈썹 위로는 galea fat pad라 불리는 fat pad가 있다. 이마, 미간, 측두부, 안와부에는 표재성 지방층이 적다. 이마부위는 섬유성 중격 때문에 조밀하다. 측두부와 안와 주변은 깊은 지방이 많고 이 부위에서 deep fat pad of Bichat가 측두부로 연장되게 된다. 얼굴 상부부위는 전두근, 후두근, 눈살근을 둘러싸는 galea aponeurotica인 SMAS가 존재한다. 전두근은 후두전두근(occipitofrontal muscle)의 앞쪽 부분(fontal belly)을 형성하고 galea aponeurotica로 합쳐진다. Galea는 전두근과 후두근을 연결한다. 이마의 중심부위는 쌍을 이루는 전두근이 표재성 근막에 의해 하나로 합쳐져 있다. 전두근은 눈썹을 들어 올리고 이마의 표정 주름을 만들어 낸다. 전두근과 반대작용을 하는 근육은 추미근, 눈살근, 눈둘레근이다.

추미근은 코 위쪽에서 안와 위쪽, 내측 경계부의 안쪽, 앞쪽에서 기원하여 전두근과 눈썹에서는 피부로 합쳐진다(Larabee and Makielski 1993). 이 근육의 작용은 눈썹을 아래로 당겨서 미간 주름을 만들어 내게 된다. 눈살근은 미간의 코뼈에서 기원하여 이마의 피부로 합쳐진다. 이 근육은 눈썹의 내측 부분을 잡아 당겨 수평 주름을 만들어 낸다. 눈둘레근은 내측눈꺼풀인대(medial palpebral ligament)에서 기원하여 눈꺼풀과 안와부 두 부위로 나누어진다. 이는 눈을 감거나 눈을 깜박거릴 때 사용된다. 눈둘레근의 외측 부분은 눈꺼풀을 내리는 작용을 한다.

안와위동맥(supraorbital artery)은 내경동맥(internal carotid artery)으로부터 나온 안동맥(ophthalmic artery)의 말단분지동맥이다. 표재성 측두동맥(superficial temporal artery)은 외경동맥(external carotid artery)의 말단분지동맥으로 두 개의 주요분지로 나누어진다. 경정맥(carotid vein)은 이러한 동맥들과 같이 주행한다. 얼굴신경(facial nerve)의 전두분지(frontal branch)는 광대활(zygomatic arch)의 중간에서부터 전두근으로 들어갈 때까지는 temporoparietal fascia 내에 존재할 수 있다. 이 신경은 전두근, 추미근, 눈살근과 같은 근육의 운동을 지배한다. 또한 눈둘레근의 위쪽(cephalic) 부분을 지배한다(Pitanguy and Ramos 1966). 도르래위신경은 내측 안와위 경계부에서 골막과 안와중격 사이로 안와부위를 빠져나와 추미근 내부와 전두근 근막 내측면 상부로 주행하여 이마의 내측과 중앙부의 감각을 담당한다. 안와위신경은 안과 위 경계부의 내측 1/3과 중앙부 1/3 사이를 통해 빠져나와 전두근 근막과 galea의 내측면 상부, 외측으로 주행한다. 이 신경은 이마와 두피의 앞외측의 감각을 담당한다. 얼굴신경의 측두분지는 광대뼈활의 중앙 부분 뒤쪽으로 통과하여 피하지방층 바로 아래로 표면에 가깝게 지나간다.

▣ 환자 평가 및 환자 선별

환자와의 첫 상담에서는 환자의 검진과 함께 필러를 통한 눈썹 교정으로 가져다 줄 수 있는 효과에 대해 자세히 안내하도록 한다. 환자들에게 필러 시술은 외과적 시술이 아니며, 기본적으로 필러 시술로 좋아지게 할 수 있는 것은 외측 orbital roof에 볼륨을 약간 증가시키고 눈썹을 몇 mm 가량 올리는 정도라는 것을 이해시켜야 한다. 이마와 미간의 주름이라든지 눈썹을 많이 들어 올리고자 하는 경우는 보툴리눔 독소 A나 선택적으로 endoscopic muscle transection으로 시술해야 한다. 환자의 검진 시 눈썹의 위치와 움직임, 눈꺼풀 기능, 과잉 피부(skin excess), 눈 주위에 흔히 지방 등에 의해 주머니처럼 늘어난 조직(eye bag)이 있는지 등을 체크해야 한다. 시술 전 계획에는 사진기록과 최종 결과에 대한 설명이 포함되도록 한다.

때로는 어떠한 환자의 상태가 필러 시술을 어렵게 만들거나 절대로 못하게 만들 수 있다. 심하거나 중등도의 눈꺼풀 처짐현상은 필러의 타고난 한계 때문에 필러 자체로 개선될 수 없다. 대칭적인 경미한 눈꺼풀 처짐과 얇은 피부를 가진 경우에서는 좋은 결과를 볼 수 있는데, 이런 경우는 피부가 확장되고 올라가는 등의 움직임이 좋다. 위쪽 눈꺼풀의 경미한 과잉 피부는 선별적인 경우에 호전될 수 있다.

눈썹의 위치는 일반적으로 비대칭적인 부분 중 하나이다. 양쪽의 눈썹 모양이 같고, 위치도 동일한 사람을 찾는 것은 매우 어렵다. 따라서 필러를 주입하기 전에 중년 여성에게 매우 흔히 나타나는 비대칭성에 대해 철저히 문서 기록으로 남겨야 한다.

▣ 시술법

눈썹을 올리는 시술은 일반적으로 필러 주입 전 국소마취제의 주입이나 신경차단이 필요 없다. 간단한 국소마취제 도포나 마취 없이도 가능하다. 적절한 시술법과 기술을 구사하면, 이 시술은 거의 통증이 없다.

환자를 검진 후, 눈썹의 안쪽, 중간, 바깥 부분을 각각 어떻게 올릴지 결정한다. 주입을 하기 전 손가락으로 눈썹의 각 부분을 늘려보면서 내측, 중앙, 외측의 눈썹부위의 움직임을 확인하는 것이 좋다. 많은 확장(major expansion)이 필요할 때는, 필러를 눈썹 전체에 주입해야 한다. 눈썹 바깥 부분만 올리고 싶다면 소량(0.2 ml)의 필러

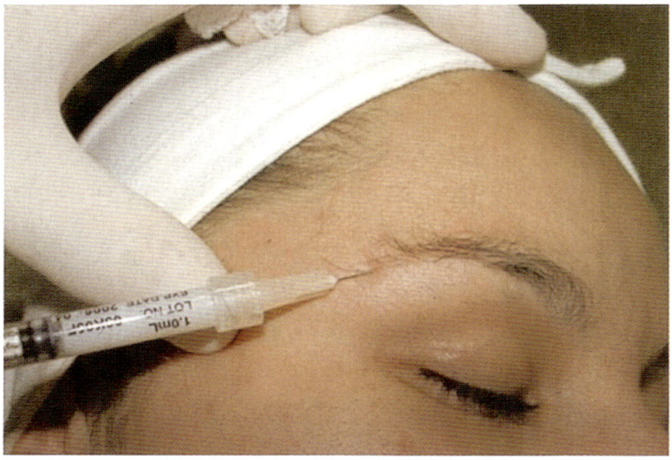

그림 5-6 바깥쪽 눈썹 리프팅은 필러를 안와위 바깥 부분에 제품을 소량 주입하는 것으로 충분히 효과를 볼 수 있다.

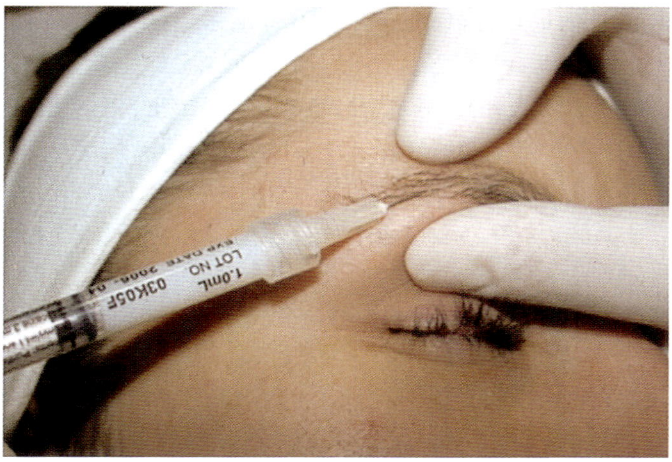

그림 5-7 손가락으로 눈썹을 집게처럼 잡으면, 필러가 눈꺼풀 쪽으로 이동하는 것을 막고 통증도 줄일 수 있다.

를 눈썹 외측에 주입한다(그림 5-6). 주입량에 따라 눈썹 위치가 약간씩 달라진다.

대부분의 필러가 진피 내로 주입하도록 만들어졌지만, 생물 분해성 제품의 경우 더 좋은 효과를 보기 위해 눈썹의 모든 층에 주입할 수 있다. 필러는 골막위, 근육, 진피 아래로 주입되어야 한다. 부드럽게 주입하되, 골막을 건드리지 않도록 주의하도록 한다(건드리면 매우 아프다). 주입할 때는 눈썹을 쫙 펴고, 엄지손가락을 윗눈꺼풀 위에 놓아서 주입 후 필러가 아래로 이동하는 것을 막는 것이 좋다(그림 5-7).

눈썹 전체 또는 어느 특정부위에 필러를 주입한 뒤에는 눈썹을 몇 초간 눌러주면 지혈도 되고 필러가 제 위치에 자리 잡는데 도움이 된다. 보통 가벼운 정도의 출혈이 있으며, 경미한 부종이 생긴다. 시술 후 바로 얼음 주머니를 올려 놓도록 한다. 시술

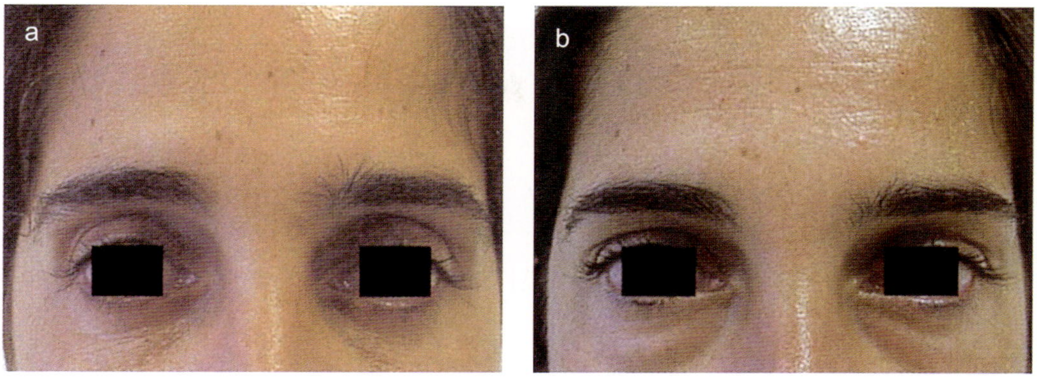

그림 5-8 필러를 이용한 눈썹 바깥 부분 리프팅. 눈이 커지고**(a)**, '우울한 표정' 이 개선되었다**(b)**.

부위에 2일 정도 Microtape을 붙여 놓으면, 눈썹 모양을 유지하면서 부종과 필러가 눈꺼풀로 흘러내리는 것을 막을 수 있다. 시술 후 통증은 경미하며, 별도 처방이 필요한 경우는 거의 없다.

필러로 어느 정도의 효과를 볼 수 있는지 잘 이해하고 있는 환자라면, 시술에 대한 만족도는 대체적으로 높다. 필러는 안와부위의 크기를 크게 만들고자 할 때도 효과적이다(그림 5-8). 눈썹에서 가장 많이 사용되는 시술은 눈썹 바깥쪽, 윗부분을 리프팅하는 시술이다(그림 5-9). 필러를 보툴리눔 독소 A와 함께 시술하면, 결과도 더 좋으며 효과도 더 오래 지속된다.

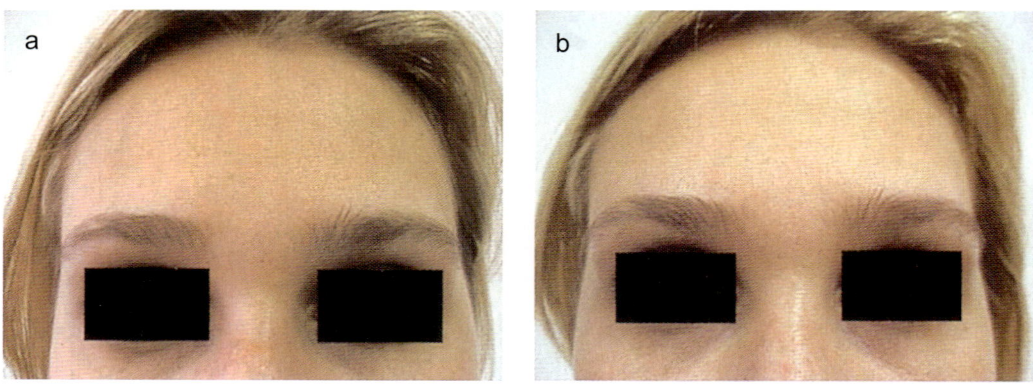

그림 5-9 안와 상벽(orbit roof)의 바깥쪽, 윗부분에 필러를 주입함으로써, 더 좋은 입체 볼륨감을 만들어 낼 수 있다.

▣ 합병증

드물게 주입부위에 출혈이 있을 수 있으며, 주입부위나 윗눈꺼풀에 반상출혈(ecchymosis)을 일으킬 수도 있다. 혈관을 피해서 조심스럽게 주입하면 출혈을 막을 수 있으며, 피가 나면 곧바로 지압을 하도록 한다. 이 부위는 혈류 분포가 많기 때문에 감염 위험은 매우 적다. 주입 시 부분적으로 통증이 있거나 불편감이 있는 것은 대부분 바늘이 골막을 건드렸을 경우이다.

주입 후 부종은 꽤 흔히 나타나므로 환자에게 충분히 설명해 주도록 한다. 표면이 울퉁불퉁한 것은 필러가 고르게 주입되지 않았기 때문이다. 비대칭을 보이는 경우 추가적으로 필러를 주입해서 교정할 수 있다.

가장 무서운 합병증은 필러가 윗눈꺼풀 쪽으로 이동해서 흘러내려 오는 경우이다. 이를 미연에 방지하기 위해서는 반드시 필요한 만큼의 소량만을 주입하고, 적절한 시술법을 사용해야 한다. 그밖에 외과적 수술에서 발생하는 합병증들은 예를 들면, 감각이 무뎌짐, 마비, 흉터, 탈모, 신경손상 등은 필러 사용으로 발생하지 않는다.

▣ 도움말

눈썹에 필러를 주입하는 것은 보툴리눔 독소 A와 조합함으로써 좋은 효과를 볼 수 있다. 이는 눈썹의 위치, 특히 눈썹 바깥쪽, 윗부분의 교정에 매우 효과가 좋다. 위쪽 눈꺼풀로 필러가 이동해 내려오지 않도록 특별히 유념해야 한다.

눈물받이고랑(Tear Trough), 광대뼈, 볼 교정

▣ 개요

튀어나온 광대뼈와 풍성한 볼은 젊고 아름다운 얼굴의 상징과 같다. 피부의 퇴행성 변화와 광대뼈부위의 부족한 뼈구조, 아랫지방 조직의 위축은 얼굴 중간에 과도하게 깊은 골과 주름을 만들어 내게 된다. 미용적 시술에서 가장 큰 목적 중 하나가 얼굴 형태의 비율이 균형되도록 하는 것이다. 환자를 검진하는 동안, 두개골과 그 위의 연부 조직의 좌우 대칭성 그리고 비율이 일치하는지, 미적인 단위 사이의 관계 등을 잘 분석해야 한다.

얼굴의 경미한 비대칭을 교정하거나 볼과 광대뼈부위를 보강하는 데는 필러가 아주 중요한 도구로 활용될 수 있다. 그러나 비대칭이 심하거나 비율이 너무 차이가 나는 경우는 외과적 수술을 해야 한다. 연부조직을 튀어나오게 하는 것은 수술적인 방법으로도 쉬운 일은 아니다. 예를 들어 수술로 상악부위를 7 mm만큼 튀어 나오게 하고 코의 기저부를 4 mm 앞으로 나오게 하면 코끝은 2 mm만 앞으로 나온다(Freihofer 1976). 필러는 외과적 수술을 계획할 때 수술 전 시술로 활용될 수 있으며, 또한 수술 후 세부 교정에 사용될 수 있다.

▣ 해부학적 구조

얼굴의 중간 1/3은 눈썹부터 코의 기저부까지이고 아래 1/3은 코의 기저부부터 턱 끝까지이다. 이상적인 광대뼈 돌출 위치는 외안각에서 외측으로 10 mm, 아래로 15 mm 이다. 이 부위에 문제가 있으면 상악부위의 연장을 가져오고 얼굴 중간부위에 돌출이 없어진다. 볼은 위쪽으로 광대뼈가 있으며 아래로는 하악골이 있다. 볼의 크기와 모양은 이하선, 근육, 볼의 지방에 의해 결정된다.

얼굴 중간부위의 평가 시에는 눈물받이고랑(tear-trough)부위와 광대뼈아래삼각부위(submalar triangle)를 함께 평가해야 한다(Tobias and Binder 1994). 눈물받이고랑 결함은 안와아래 경계부가 꺼져 보이게 된다. 광대뼈아래삼각부위는 얼굴 중간부위에서 역삼각형태로 나타나는 꺼짐현상을 말하며 위쪽으로는 광대뼈, 내측으로는 비구순주름, 외측으로는 교근(masseter)으로 경계 지어진다.

SMAS는 표재성 근막으로 구성되고 얼굴 중간에 존재하는 근육 대부분을 둘러싸고 있다. SMAS 위의 표재성 지방은 볼과 비구순주름, 아래턱에서 풍부하며 표재성 malar fat pad는 볼과 아래턱 부분으로 나뉜다. 앞과 가운데 볼부위에서는 깊은 층의 지방이 풍부한데 깊은 층의 malar fat pad는 얼굴 근육 사이에 놓이게 된다. Buccal fat pad of Bichat은 교근 앞에 위치하고 볼부위에서 깊은 근막보다 깊이 존재한다.

Suborbicularis oculi fat(SOOF)은 광대뼈 아래 부분에 위치하고 눈둘레근 아래에 존재한다. 이는 얇은 orbital/malar septa에 의해 안와주위 지방과 분리되어 있다. 광대뼈부위에 튀어나온 것(malar bag)은 SOOF가 아래로 처져서 생기게 된다.

볼부위에는 볼근이 pterygomandibular raphe로부터 뒤에서 나온다. 이 근육은 buccal fat pad 깊이 위치하고 앞쪽으로 입둘레근(orbicularis oris)에 붙게 된다. 교근은 표재성부위와 심재성 부분으로 나뉜다. 표재성 부분은 광대활의 앞쪽에서 2/3 지점 아래에서 기원하고 심재성 부분은 광대활 뒤쪽 1/3의 안쪽에서 기원한다. 이는 하악골의 lateral ramus에 부착하게 되며 아래턱을 올리는 작용을 한다.

광대뼈가 튀어나온 부위는 많은 musculocutaneous perforator를 가지고 있다. 비구순주름 바로 외측에는 malar fat pad라 불리는 지방조직이 존재한다. 얼굴신경의 가지와 이하선관이 SMAS보다 깊이 있고 교근과 buccal fat pad보다는 표면에 있다. 내측

볼부위에서는 얼굴신경의 광대뼈와 볼가지가 더 표면에 존재한다(Hamra 1993). 안와아래신경은 얼굴 중앙을 따라 깊이 위치하고 볼과 입술의 감각을 담당한다.

노화가 진행되면 SOOF, orbital fat pad의 처짐, 가성 돌출이 나타난다. malar bag은 SOOF의 처짐으로 발생되고 안와 경계의 아래쪽에 생긴다. 얼굴 중심부 볼 부분의 지지가 사라지면 볼의 앞과 아래로 지방이 축적되고 외측과 위쪽의 지방은 소실되게 된다. 이러한 해부학적 변화는 비구순주름을 깊게 만들고 웃을 때 볼부위에 많은 주름을 만들어 내며 광대뼈 아래로 함몰된 부위를 만들게 된다. 또한, 아래로 작용하는 힘의 벡터는 광대뼈의 뼈구조만 남은 모습을 만들게 된다.

▣ 환자 평가 및 선별

필러를 광대뼈 교정에 사용하고자 할 때는 지켜야 할 원칙이 있다. 얼굴 중간 부분이 풍성한 환자는 좋은 결과를 얻을 수 있지만, 광대뼈가 빈약하거나 광대뼈나 광대뼈 아래 부위가 결손이 있는 경우에는 별로 효과가 없다. 광대뼈의 형태는 좋으나 나이보다 일찍 볼살이 빠져서 고민인 젊은 환자라면 필러가 좋은 해답이 될 수 있다.

심각한 광대뼈 기형이나 광대뼈 밑으로 움푹 들어간 환자들은 필러 시술이 적합하지 않으며, 통상적인 광대뼈 임플란트(malar implants)를 고려해야 한다. 얼굴 중간 부분이 빈약한 환자들은 콧등이 낮고 좁으며, 윗입술이 얇고 들어가 있다. 보통 이 경우의 가장 좋은 치료법은 상악전진수술(maxillary advancement)이며 보통 연부조직과 뼈의 이동 비율은 0.5:1로 하게 된다. 필러 또한 연부조직의 전진수술의 효과를 보조적으로 도와줄 수 있다.

어떤 선별적인 경우에는 반상출혈이나 부종이 동반되는 외과적 수술 없이도 얼굴 중간 부분의 균형을 맞추는데 자연스럽고 좋은 효과를 볼 수 있다.

볼의 피부가 탄력섬유증(elastosis)을 많이 보일 수 있다. 피부가 얇은 환자가 이 시술에 적합하다. 탄력섬유증 피부는 치료가 다소 까다롭다. 꾸준히 효과를 유지하기 위해서는 히알루론산 주입 시술을 여러 차례 하는 것이 좋다.

▣ 시술법

비록 영구적이진 않지만 생물 분해성 제품들은 안전하다. 히알루론산과 콜라겐을 함께 사용하면 효과를 더 오래 유지할 수 있다. 콜라겐은 피부 깊이, 히알루론산은 좀 더 표면에 주입한다. 또한, 콜라겐을 바깥 부분에 주입해서 틀을 만들고, 그 다음 틀 안을 채워 넣을 수도 있다. 혼합 치료가 가장 좋다.

분해되지 않는 영구 필러는 좀 더 피부 깊숙이 주입해야 한다. 이 필러들을 골막 가

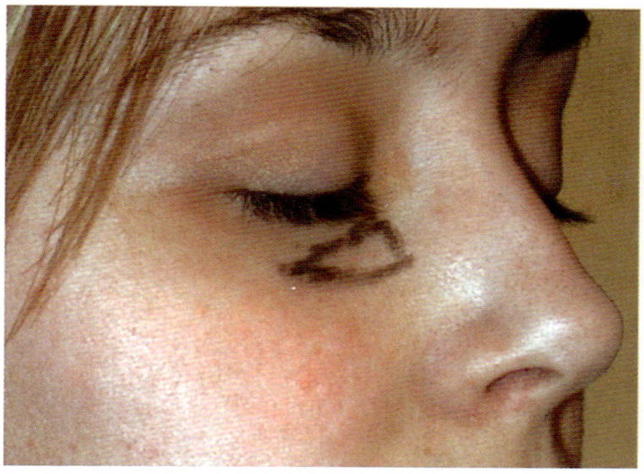

그림 5-10 눈물받이고랑 교정 시 시술부위를 그리면 매우 편리하다. 경계선을 그리고 나서, 주입을 시작한다. 과도한 멍이 들지 않도록 주의한다.

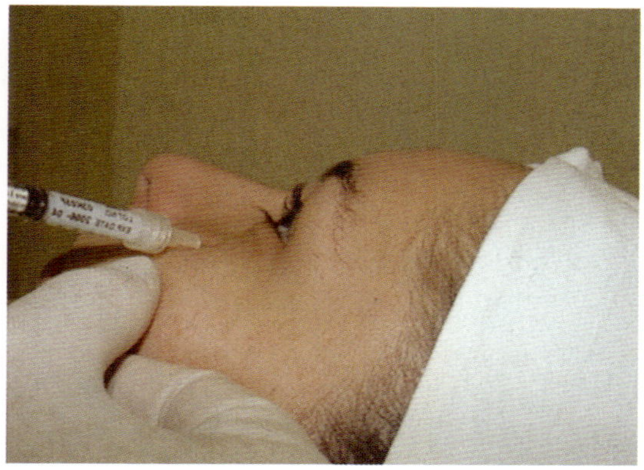

그림 5-11 눈물받이고랑으로 조심스럽게 주입하면 피부가 늘어나면서 변형이 줄어든다.

까이 주사하면 덩어리를 형성하거나 겉에서 만져지지 않을 것이다. 무딘 바늘(blunt needle)을 사용하면 혈관을 피하는데 도움이 된다.

▣ 눈물받이고랑

아래 눈꺼풀은 preseptal orbicularis muscle 아래가 불룩하지 않고 편평해야 한다. 또한 안와아래 경계부의 모습이 드러나 보여도 안된다. 심하지 않은 눈물받이고랑 결함(즉, 안와아래 경계부의 함몰)은 필러 시술에 적합한 대상이다. 안와아래 경계부를 따라 필러를 주입하는 것이 안와 아래 고랑(suborbital groove)을 호전시킬 수 있다.

시술은 보통 국소마취제 도포로 충분하다. 이 부위는 혈관이 많고 피부가 얇기 때문에 반상출혈이 생기지 않도록 조심스럽게 시술해야 한다. 치료 후 결절이 형성될 수도 있다. 작은 입자의 다중체(polymer)의 필러로 시작하는 것이 좋다. 피부에 경계선을 표시 후 진피 아래, 근육내 주사를 시행한다(그림 5-10, 5-11). 이 부위는 과도한 교정을 하지 않는 것이 좋으며, 두 번에 나누어 하는 것이 더 좋다. 안와아래 경계부는 더 큰 입자로 된 필러로 치료할 수도 있다(그림 5-12).

▣ 광대뼈

이 부위는 마취가 필요 없으며, 보통 국소마취제의 도포만으로도 충분하다. 광대뼈가 볼록한 환자라면 필러를 적게 사용해도 된다. 이런 경우는 광대뼈의 볼록한 부분에 주입하는 것이 좋다. 이 부위의 치료는 피부를 통해 하는 것이 가장 좋다. 시술 전

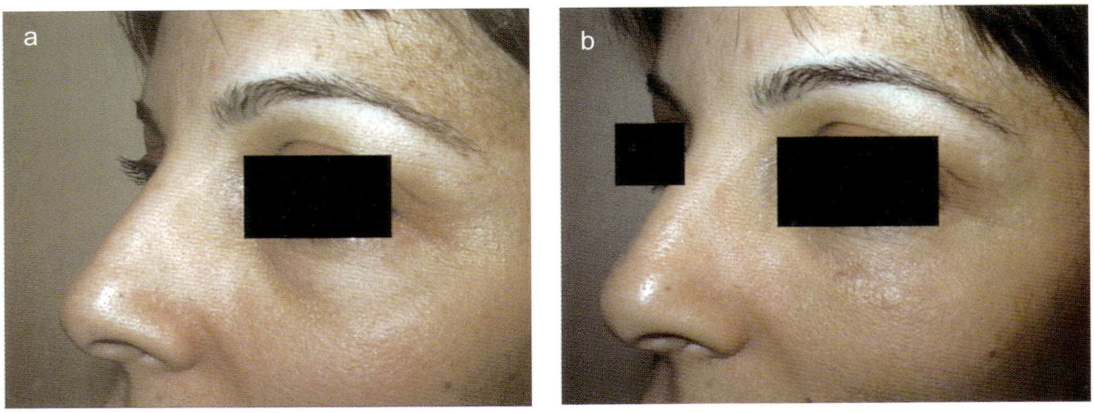

그림 5-12 히알루론산을 이용해 눈물받이고랑 결함을 치료하기 전**(a)**과 2회 시술 후**(b)** 사진

아이라이너로 전체적인 치료 윤곽을 잡기 위해 그림을 그려놓으면, 정확하게 주입할 수 있으며 나중에 지우기도 쉽다(그림 5-13, 5-14).

frame technique을 사용하면 필러를 채워 넣기 전에 주입 범위를 명확히 할 수 있다. 일반적으로 더 일관된 결과를 얻기 위해서는 frame을 따라 뒤로 빼면서 주사를 하는 것이 선호되며, 주입 후 가볍게 마사지를 해주면 표면이 울퉁불퉁한 것을 막을 수 있다. 안쪽 부분의 주사는 microtunnel의 교차를 늘리기 위해 frame의 각 모서리로부터 부채살 방법(fan technique)을 주입하며 multilayer로 주입되어야 한다. 피부에 거의 평행한 바늘로 깊은 망상 진피를 표면에서부터 채워나가기 시작한다. 바늘의 각도를 30~45° 로 기울이면 지방층과 근육층에 도달할 수 있다(그림 5-15). 모든 층을

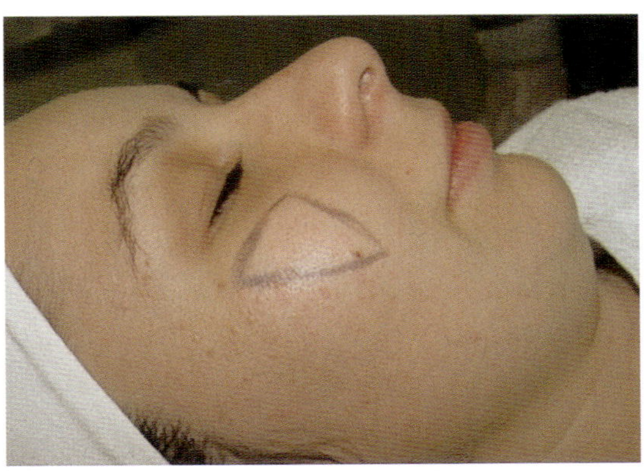

그림 5-13 작은 삼각형 모양으로 그림을 그린다. 경계선 부분과 안쪽 부분에 모두 주입한다.

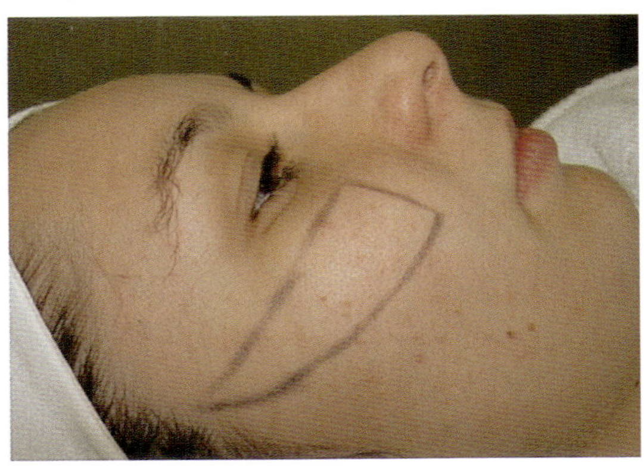

그림 5-14 크게 도드라지게 하고자 할 때는 광대활에도 주입한다.

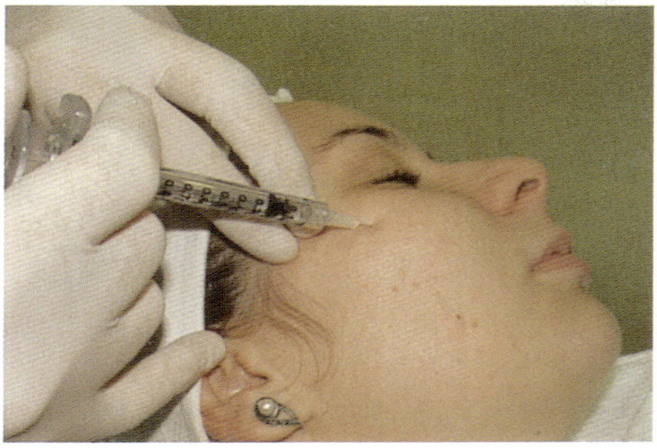

그림 5-15 치료할 부위의 주사 계획을 세운 후 필러를 주입한다. 이 부위에 주입하면 광대뼈의 돌출이 두드러진다.

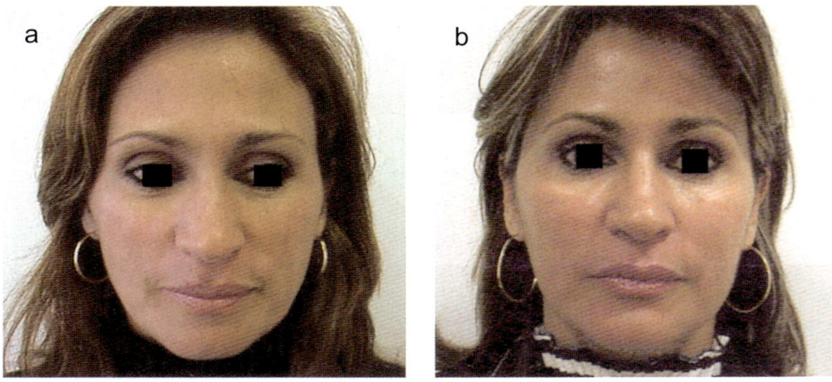

그림 5-16 광대뼈에 주입한 사진**(a)**. 얼굴 중간 부분이 개선되면서 더 젊어 보인다**(b)**

필러로 다 채우고 나서 가벼운 마사지를 해주고, 주입 결과를 마지막으로 평가한다. 마지막으로 필요하면, 광대뼈를 많이 돌출시키기 위해 바늘을 광대뼈의 가장 불룩한 부분에서 골막에 거의 닿을 듯이 90° 로 세워서 삽입한 뒤 주사할 수 있다. Drapes는 부종을 감소시키고 필러의 위치를 교정하기 위해 적용할 수 있다. 부종이 가라앉은 후, 최종 결과를 확인한다(그림 5-16). 광대뼈부위의 필러 주입은 너무 두드러져서는 안되고, 시술 후 얼굴 중간부위가 약간 넓어진다(그림 5-17).

▣ 볼

도톰한 볼을 만드는 시술은 광대뼈 시술과 처음 과정이 같다. 보통 국소마취제 도포로 충분하다. 시술부위를 분석할 때는 환자가 똑바로 앉은 상태에서 시술부위를 표시하는 것이 중요하다. 피부를 두 손가락으로 집어보면 피부와 그 아래 조직이 위축되어 있는 부위인지를 알 수 있다. 시술할 부분은 주로 삼각형 모양으로 그려 놓는다

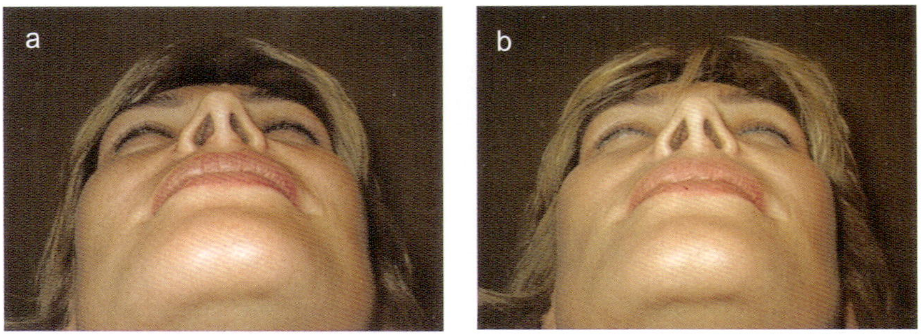

그림 5-17 광대뼈 주입은 도드라져서는 안되며(a), 얼굴 중간 부분이 넓어진다(b)

(그림 5-18). 경계선 아래에서 뒤로 빼면서 주사를 한다. 엄지 손가락이 뺨 쪽으로 구강 내에 위치시키는 것이 도움이 되고 특히 frame 안쪽을 시술할 때 도움이 된다. 부채살 기법으로 주사한 뒤 바로, 엄지와 집게손가락으로 부드럽게 마사지해주면 표면이 더 균일하게 되고 주입되지 않은 일부 부분에도 필러가 들어갈 수 있다. 어떤 경우는 특정 한 부위에만 주입해도 얼굴의 균형을 개선시킬 수 있다(그림 5-19).

▣ 합병증

발적, 통증, 부종과 같은 합병증이 일어날 수 있다. 눈물받이고랑 결함을 치료할 때는 반상출혈과 결절이 발생될 가능성이 많다.

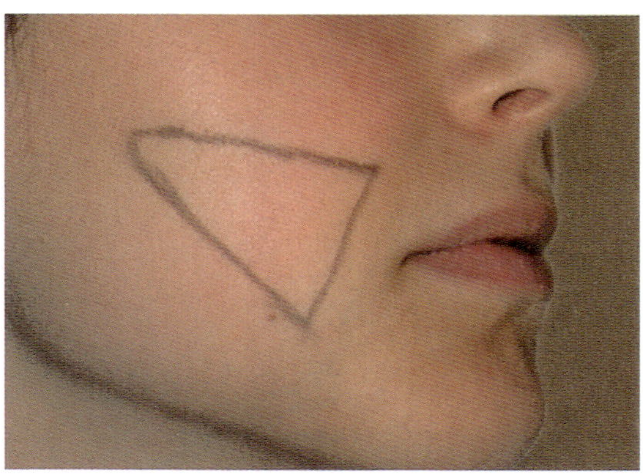

그림 5-18 주입을 위한 피부 경계선 표시 : 주입부위를 명확히 할 수 있다.

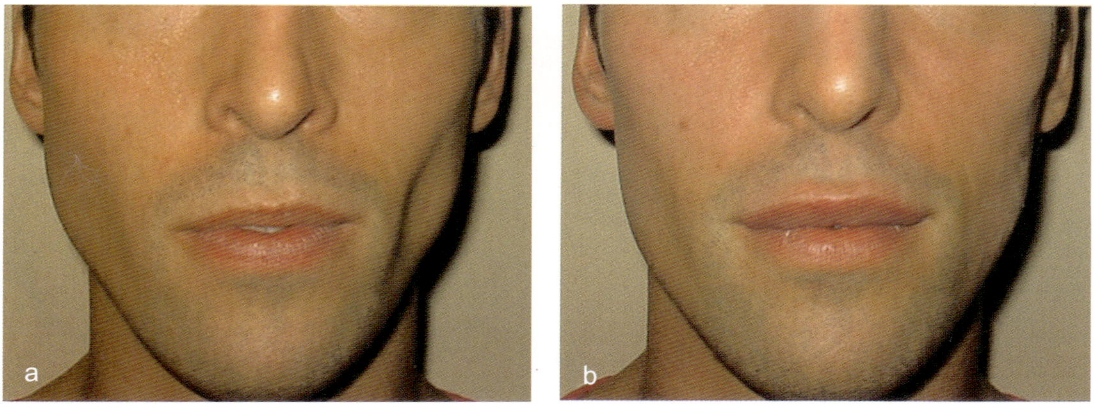

그림 5-19 왼쪽 뺨과 윗입술에 주입 시술하여, 얼굴의 좌우대칭과 밸런스를 찾았다.

▣ 도움말

눈물받이고랑 결함의 시술에서는 표면으로 주사할 수 있는 필러로 두 번 시술하는 것이 가장 좋은 방법이다. 광대뼈를 볼록하게 만드는 시술에는 입자가 큰 제품을 택하도록 한다. 생물 분해성 물질을 사용한다면, 콜라겐과 히알루론산을 함께 사용하는 것이 좋다. 볼륨감을 많이 주고자 하는 경우 분해되지 않는 물질을 끝이 무딘 바늘을 이용해서 골막 가까이 주입하는 것이 유용하다.

코 교정(Nose Reshaping)

▣ 개요

코와 관련된 외과적 수술, 특히 코뼈 골절을 수술하는 것은 꽤 침습적인 방법이다. 하지만 필러를 이용한 교정은 최소한의 침습적인 방법으로 회복 속도도 빨라 미용 시술에 있어 획기적인 방법이다. 특별히 콧등의 모양을 교정하고 코끝을 올리는데에 필러가 효과적이다. 코부위의 시술을 하고자 한다면, 코의 해부학적 구조와 중요한 점을 잘 알고 있어야 할 것이다.

필러를 이용한 코 교정은 회복시간도 빠르고, 전신 마취나 진정제가 불필요하며, 반상출혈도 없다. 분명 외과적 수술과 같은 효과를 내긴 하지만, 생물 분해성 필러를 사용한 경우라면 영구적이지 않다는 단점이 있다.

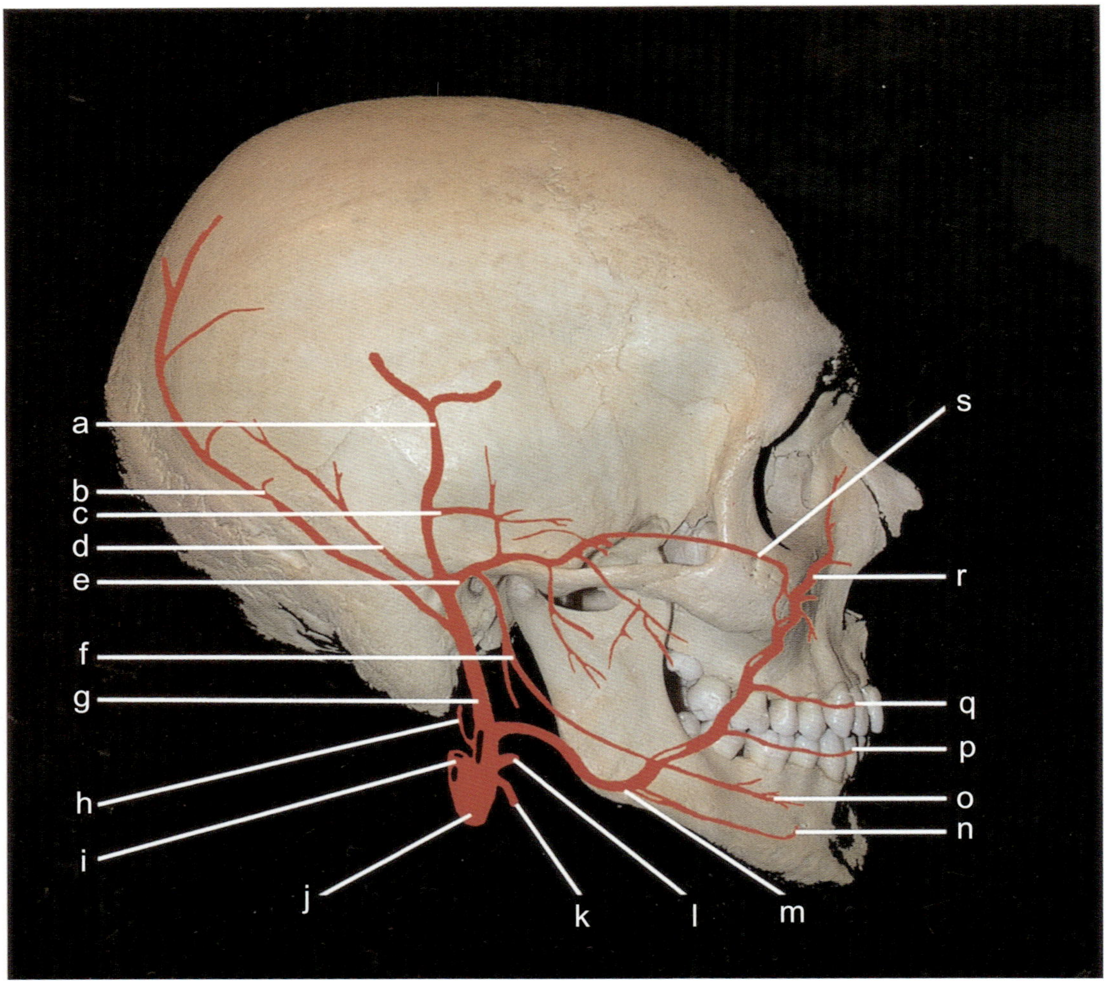

그림 5-20 코의 동맥 분포

a Superficial temporal artery(a.), **b** occipital a., **c** transverse facial a., **d** posterior auricular a., **e** maxillary a., **f** inferior alveolar a., **g** external carotid a., **h** ascending pharyngeal a., **i** internal carotid a., **j** common carotid a., **k** superior thyroid a., **l** lingual a., **m** facial a., **n** submental a., **o** mental a., **p** inferior labial a., **q** superior labial a., **r** angular a., **s** infraorbital a.

▣ 해부학적 구조

코는 결체조직과 인대가 피부, 연골, 뼈의 골격을 지지하고 연결하여 구성된다. 코의 아래쪽 1/3은 피부가 두껍고 아래조직과 딱 달라붙어 있고 위쪽 2/3는 피부가 얇고 움직임이 좋다.

외측 코의 혈류공급은 얼굴동맥으로 받는데 상구순동맥(superior labial artery)과 눈구석동맥(angular artery)이 코로 가는 얼굴동맥의 중요 가지이며 이는 각각 코기둥분지(columellar branch)와 코외측분지(lateral nasal branch)를 형성한다. 두 가지 혈관은 모두 코끝의 혈류를 공급한다. 콧등동맥(dorsal nasal artery)과 코외측동맥(external nasal artery)은 안동맥의 가지이다. 코외측분지는 콧망울고랑(alar groove) 위로 2-3 mm 부위를 지나가고 코기둥분지와 함께 코기저부의 깊은 곳에서 올라와서 코끝의 진피하혈관망(subdermal plexus)으로 끝난다(Rohrich et al. 1995, 그림 5-20).

코의 골격 구조는 뼈와 연골로 구성된다. 코뼈는 쌍으로 이루어져 있고 외측으로 상악골의 전두돌기(frontal process)와 붙어있다. 콧등(nasal dorsum)은 코의 위쪽 2/3의 외측표면이 중앙에서 만나는 지점이다. 위쪽외측연골(upper lateral cartilage)은 코뼈와 연결되어 있고, 아래외측 연골활은 내측, 중간, 외측 다리(crura)로 구성된다. 이러한 내부 구조들의 연결에 따라 코끝이 정상일 수도 있고 주먹코나 네모난 코로 보일 수도 있다. 코끝의 지지는 기본적으로 피부, 인대, 연골의 조합으로 이루어진다.

코중격내림근(depressor septi nasi)은 코끝과 입술에 작용하는 가장 중요한 근육이다. 이 근육은 웃을 때 윗입술을 짧게 만들고 코끝을 떨어뜨린다. 수술적으로 절단하거나 보툴리눔 독소 A로 억제를 하면 필러의 결과를 좋게 만들 수 있지만 항상 그런 것은 아니다.

필러로 코의 모양을 교정할 때 입술과 이마와의 각도가 꽤 중요하다. 입술과의 각도(nasolabial angle)는 남자에서는 90-100° 이고 여자에서는 100-110° 이어야 한다. 이마와의 각도(nasofrontal angle)는 이마와 콧등 사이의 각도를 말한다(그림 5-21).

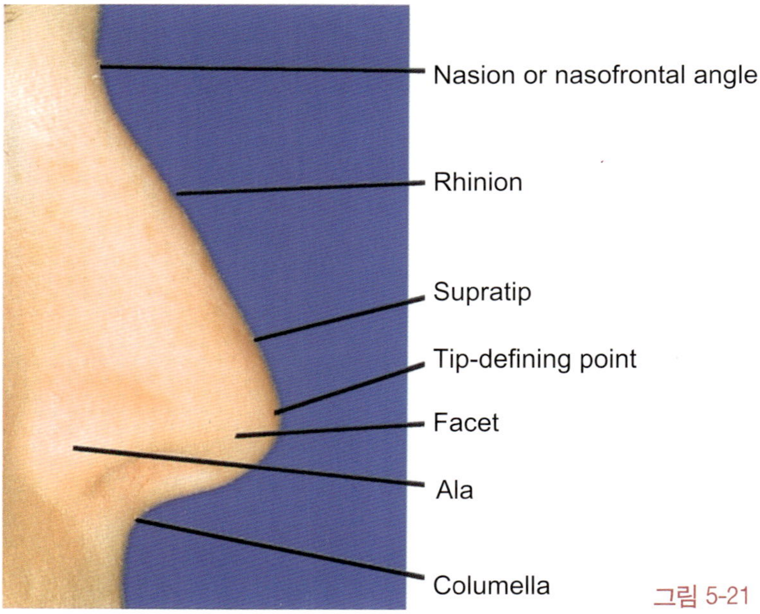

그림 5-21 코의 해부학적 구조

▣ 환자 평가 및 환자 선별

코의 모양 교정에 있어 환자 선별이 그 무엇보다도 중요하다. 얇은 피부와 두꺼운 피부 모두 필러에 적합하다. 피부가 얇을수록 필러를 조금 주입해도 되지만, 이 경우 필러를 상대적으로 또는 절대적으로 너무 많이 주입하면 치료하는 동안과 치료 후에 바로 표시가 난다. 따라서, 일시적일지라도 생물 분해성 필러로 시작하는 것이 제일 좋다. 요즘 판매되는 다양한 종류의 필러들이 있기 때문에 각 증상마다 적절한 제품을 선별해서 사용하면 된다. 입자의 크기가 작은 제품은 미세한 치료 결과를 보이기 때문에 시술 초보자라면, 그리고 피부가 얇은 환자라면 입자 크기가 작은 제품으로 시작하는 것이 좋다. 두꺼운 피부는 얇은 피부에 비해 잘 늘어나지 않기 때문에, 일반적으로 필러의 양이 더 많이 사용되며 입자 크기가 큰 제품이 사용된다.

코의 휘어짐 여부도 잘 분석해 보아야 한다. 휘어짐 여부는 미간 가운데부터 코끝과 큐피드의 화살(cupid's bow)을 가로질러 아래턱 중간 부분까지 가상의 선을 이어 확인할 수 있다. 콧망울 아래의 폭은 안각(canthus) 사이의 폭과 같아야 한다. 정면에서 봤을 때 코기둥은 살짝만 보여야 한다. 코기둥이 너무 작을 때는 필러로 교정하면 좋은 결과를 볼 수 있다. 코기둥과 nasal lobule의 비율은 2:1이 적당하다. 콧망울이 납작하면 코기둥의 높이를 증가시키는 것이 좋다. 바닥에서 코를 올려 보았을 때, 코는 정삼각형 모양이 이상적이다(Farkas et al. 1986).

코의 형태를 분석할 때 반드시 점검해야 할 사항으로는 코이마각, 코입술각, 코끝 상부의 굴곡점(supratip break)의 여부 등이 있다. 코이마각은 눈썹과 콧등 사이를 연결하는 부분으로 완만하게 오목한 커브를 이루어야 한다. 코끝이 적게 튀어 나오면 코끝이 낮다. 윗입술 돌출부 주변에서 가상의 수직선을 그어 코기저부에서 코끝 사이의 길이를 나누어 본다. 만약 이 선의 앞쪽으로 나온 부분이 코끝 길이의 절반이 안되면 코의 보강 시술이 고려되어야 한다.

코끝을 올리는 시술 후에는 콧등도 평가해 보아야 한다. 이상적으로 콧등은 여성의 경우 코이마각에서 코끝으로 이어지는 라인에서 2 mm 뒤에 있는 것이 이상적이며, 남성은 2 mm 보다 적게 뒤에 있다. 콧등이 너무 뒤에 있는 경우가 필러 시술로 좋은 효과를 볼 수 있는 경우이다. 이 경우는 콧등 전체를 보강해서 올려준다. 콧등이 이 라인에 존재하거나 앞으로 나와 있는 경우는 코끝과 코이마각에 필러를 주입하는 것이 좋다.

▣ 시술법

코는 민감한 부분이기 때문에 국소마취 도포로는 충분하지 않을 수 있다. 따라서 안

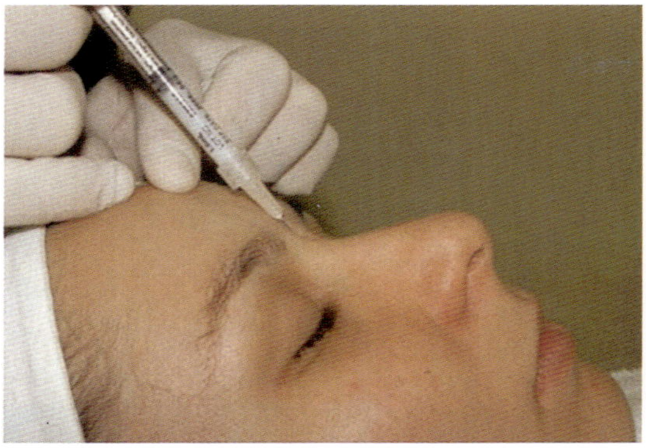

그림 5-22 코이마각 시술은 골막 가까이에서 근육층과 진피하 조직으로 주입해야 한다. 콧등뼈부위를 곧고 편평하게 하는 효과가 있다.

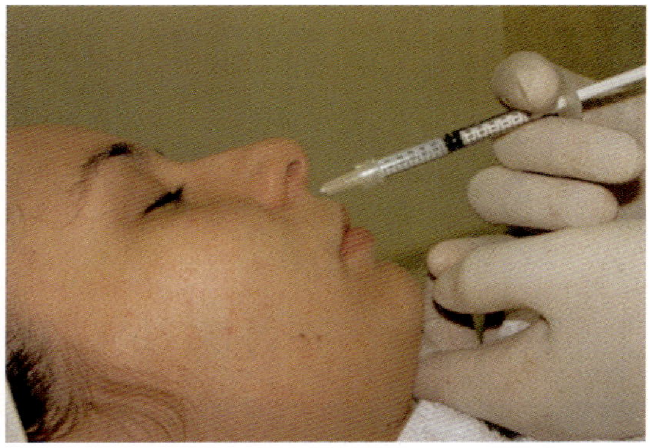

그림 5-23 코입술각에 필러를 주입하면 코끝을 올릴 수 있다. 여성의 경우 이 각이 100~110°가 적당하다. 코의 섬세한 모양을 만들어낼 수 있다.

신경과 상악신경분지를 신경차단하는 것이 좋다. 조직을 확장시키는 것은 뼈로 이루어진 콧등 부분은 쉬우나 아래쪽 1/3부위는 좀 힘들다. 근육 위에 있는 지방층 내로 지나가는 혈관을 조심해야 한다. 피부가 지성이고 모공이 큰 환자의 경우는 필러가 모공을 통해 흘러나와 버리므로, 항상 진피 아래 밑으로 주입해야 한다. 피부 두께에 따라서는, 두꺼운 피부일수록 큰 입자를 갖는 필러와 많은 양의 필러 주입이 필요하다. 피부가 얇으면 조그만 실수도 바로 티가 날 수 있으므로, 초보자들은 생물 분해성 제품으로 시작해야 안전할 것이다.

▣ 코이마각

코이마각이 너무 깊은 환자가 필러로 교정했을 때 좋은 효과를 볼 수 있는 경우이다. 콧등이 지나치게 솟은 경우, 코이마각에 필러를 주입해서 오목한 부분을 채워주면 콧등을 곧게 하고 코를 작아 보이게 하는 효과가 있다(그림 5-22). 그러나 이 부분에 필러를 너무 많이 주입하면 코이마각이 얕아지면서 원치않는 효과를 만들어낼 수 있다.

▣ 코입술각

앞근가시(anterior nasal spine)에 필러를 주입하면 코입술각을 벌릴 수 있다(그림 5-23). 비극(nasal spine) 주변으로 더 깊은 부분에 필러를 주입하면 비중격의 아래 부분을 확장시켜준다. 특히 아래외측연골의 내측다리를 벌려주고자 한다면 코기둥 아래 부분에도 필러를 주입할 수 있다.

▣ 코끝과 코기둥

코기둥 높이

콧구멍(nostril)이 납작하면 아래외측연골의 내측다리를 확장시켜야 한다. 이것은 눈물방울 모양이 되어야 한다. 쏙 들어간 코기둥도 필러로 치료될 수 있다. 들어간 정도에 따라, 연부조직확장술 시술도 한 번 이상 필요하다. 비중격부위로 주입하면 코기둥의 높이가 늘어난다. 내측다리의 발판부위(footplate of the medical crura)에 필러를 주입하면 코끝이 튀어나올 수 있다(그림 5-24).

코끝 상부의 변형

코끝 상부의 굴곡점(Supratip break)이 없어지지 않게 주의해야 한다. 이 부분에 필러를 주입하면 코끝 상부의 모양에 변형이 오고 코끝이 내려갈 수 있다(그림 5-25). 코끝 상부의 굴곡점을 눈에 띄게 하기 위해서는 돔(dome)과 코중격각(septal angle) 사이의 높이에 차이가 있어야 한다. 따라서 돔의 끝에 필러를 미량 주입해주면 이런 효과를 볼 수 있다.

코끝

코끝이 제대로 교정되었는지를 보려면, 최종으로 코끝이 돌출된 정도가 콧망울 기저부의 폭과 같아야 한다. 코입술각이 작아진 환자에게는 코끝을 회전시켜 올리는 시술을 한다. 코끝이 돌출되도록 하는 시술은 돔부위에 필러를 직접 주입할 수 있다(그림 5-26). 코끝을 높이는 치료를 할 때는 환자가 돔을 증가시키기를 원하는지, 중간다리(middle crura)를 증가시키기를 원하는지 평가해 봐야 한다. 단지 돔만을 보강하기를 바란다면 코끝 피부의 위쪽부위에만 주입해야 한다. 전체적인 코끝을 치료하려고 한다면 피부의 위쪽과 아래쪽 모두 시술해야 하는데, 코끝의 표면이 고르지 못한 얇은 피부의 환자에게 적합한 시술법이다.

필러를 너무 많이 주입하면 내측다리(medial crura)가 지나치게 넓어지고 코끝이 뭉뚝해질 수 있으므로 주의해야 한다. 손가락으로 코끝을 잡고 필러를 주입하면 과도하게 주입되는 것을 막을 수 있다. 코끝 쪽으로 세밀하게 주입하면 코끝의 돌출을 증가시키고 코끝이 앞쪽으로 잘 회전하도록 할 수 있다. 코끝을 많이 교정해야 하는 경우 앞위턱뼈(premaxilla)의 연부조직으로 필러를 주입하는 것도 도움이 된다.

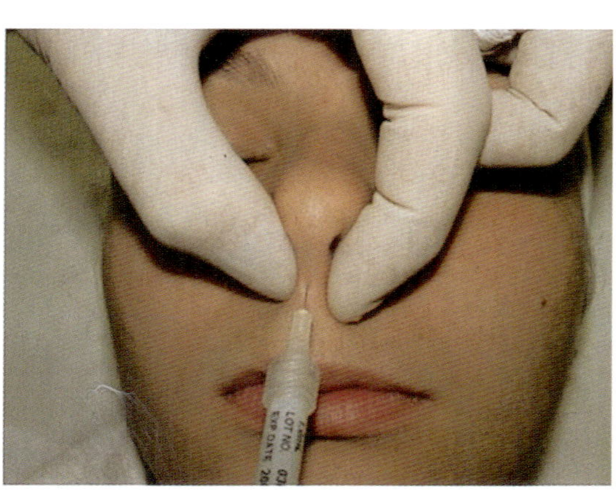

그림 5-24 코기둥 아래 부분에 주입할 때는 코기둥이 너무 넓어지지 않도록 주의한다. 엄지와 집게손가락으로 이 부분을 잡고서 주입하면 도움이 된다.

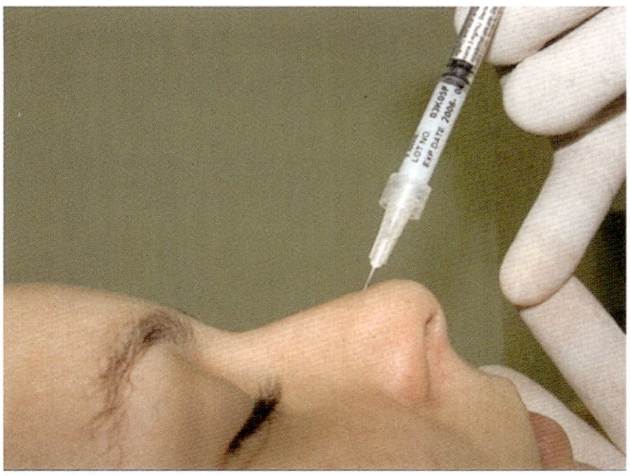

그림 5-25 콧등의 연골부위를 시술할 때는 코끝 상부가 변형되거나 코끝이 내려가지 않도록 주의해야 한다.

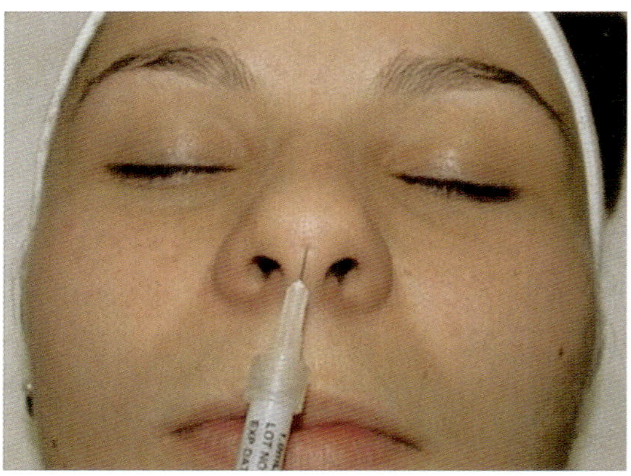

그림 5-26 코끝 시술 : 끝에 직접 주입하면 코끝도 올라가고 볼륨감도 생긴다. 주입량이 너무 많으면 코가 뭉뚝해진다.

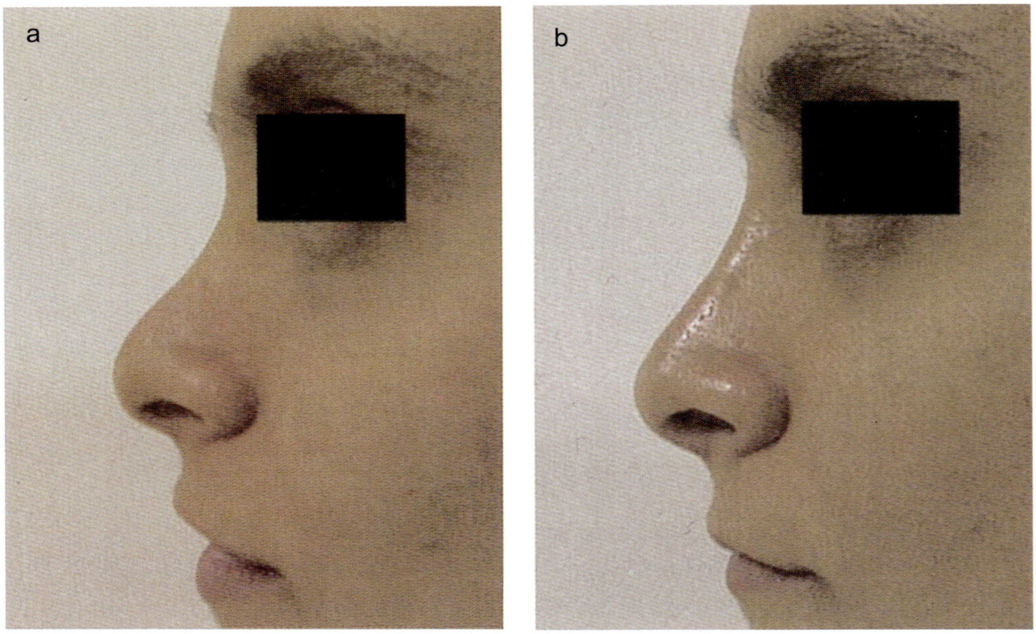

그림 5-27 코 성형 후 saddle deformity. 필러는 외과적 수술을 준비하는 환자들에게 중요한 보조도구로 활용될 수 있으며, 그 자체만으로도 충분한 교정 효과를 볼 수 있다.

▣ 콧등

코끝은 적당한데 코이마각과 콧등이 낮은 경우라면 필러가 매우 좋은 시술법이 된다(그림 5-27). 코끝의 높이가 주사해야 할 필러의 양을 결정할 수 있다. 처음에는 코끝 높이와 동일한 위치까지 코이마각의 오목함을 감소시키는 시술을 해야 한다. 콧등의 교정은 코이마각과 코끝 사이를 연결하는 가상의 라인에 도달하도록 한다. 뒤로 빼면서 주입해야 한다. 가볍게 마사지를 하면 고르지 않은 부분을 교정할 수 있다.

콧등의 혹(dorsal hump)은 주로 외과적 수술로 치료하지만, 필러 또한 좋은 대안이 될 수 있다(그림 5-28). 생물 분해성 필러를 사용하면 비록 효과는 일시적이지만, 수술과 같은 경과가 필요 없다는 장점이 있다. 코끝을 시술하고 나서, 코이마각을 치료하고, 콧등뼈와 연골부위를 그리고 코입술각을 시술한다. 코끝 상부의 변형이 오지 않게 주의해야 한다.

▣ 필러 선택

코 시술이 처음이라면 생물 분해성 필러를 먼저 경험하는 것이 좋다. 숙련된 전문가

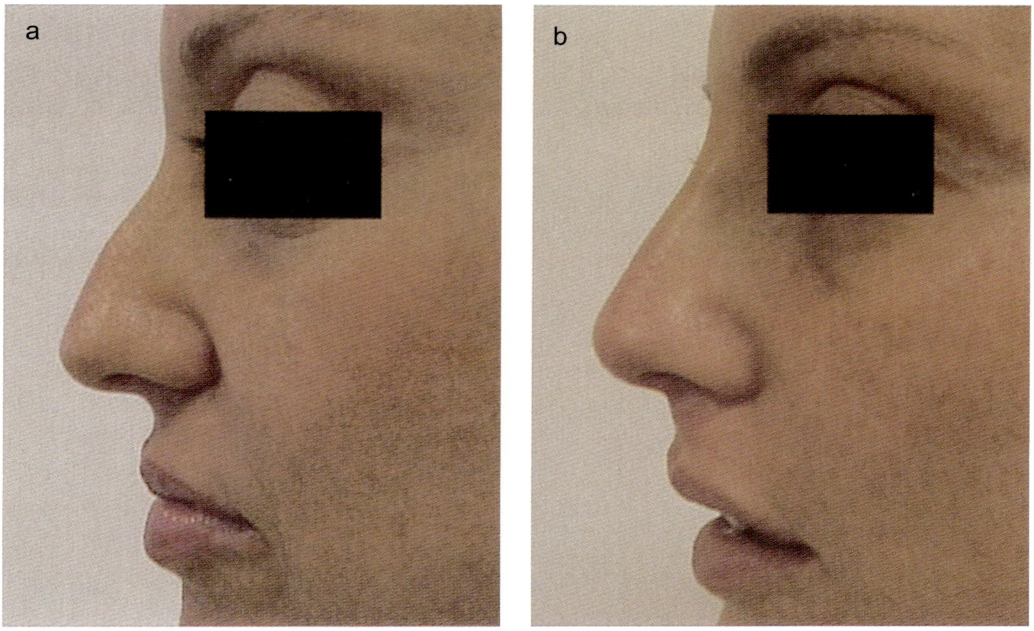

그림 5-28 수술이 필요한 전형적인 경우지만 순전히 필러로만 시술하였다. 시술이 끝나고 5분 후, 환자는 어떠한 수술 후 조치도 필요 없어 병원을 떠났으며 반상출혈과, 반창고도 붙이지 않았다.

만이 영구적 필러 제품을 다루어야 할 것이다. 경험이 많은 전문가들 조차도 합병증을 막기 위해 생물 분해성 필러만을 사용하기도 한다. 비록 효과가 오래 지속되진 않지만, 히알루론산은 첫 치료에 좋은 필러이다. 친수성과 가성유연성(pseudoplasticity) 때문에 모양을 만들기가 용이하다. 연골이나 뼈를 대체하는데 콜라겐도 좋은 선택이다.

영구적인 효과를 원한다면 분해되지 않는 영구 필러가 좋으나, 혈관을 특히 유념해야 한다. 코 혈관, 특히 코기둥 밑의 혈관에 주입되면, 코끝이 괴사되는 재앙적 결과가 일어날 수 있다. PMMA, bioalcamid와 PLA가 일반적으로 오래 지속되는 효과를 보이는 필러들이다.

▣ 합병증

코 시술과 관련해서 가장 무서운 합병증이 괴사이다. 드물긴 하지만, 분해되지 않는 영구 필러에서 주로 발생한다. 생물 분해성 필러는 혈관 손상에 대한 보고가 거의 없었다. 만약 예기치않게 필러가 혈관에 주입되었다면, 곧바로 마사지를 해서 필러 다중체를 잘게 부수어야 한다.

콧등 연골부위에 필러를 과도하게 주입되면 코끝 상부의 변형이 오고 울퉁불퉁해질

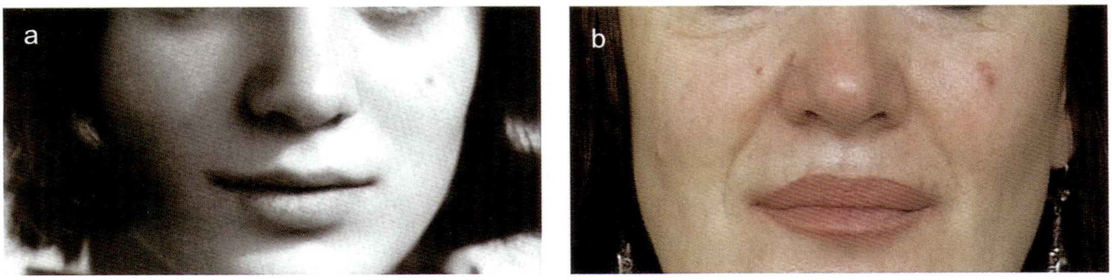

그림 5-29 환자의 20대(a)와 40대(b) 사진

수 있다. 코이마각과 코입술각은 적절하게 시술하면 거의 변형이 잘 생기지 않는다. 코이마각과 코입술각부위의 코가 넓어지지 않도록 주의해야 한다. 코끝에 필러를 너무 많이 주입하면, 코가 뭉뚝해질 수 있다. 또한, 부종, 발적, 통증, 반상출혈 등 일반적 합병증이 생길 수 있다.

▣ 도움말

코부위 시술은 해부학적 지식을 갖추어야 하며, 신중히 이루어져야 한다. 어떤 경우는 외과적 수술과 비교될만한 결과를 볼 수 있는데(그림 5-28), 외과적 성형을 꺼리거나 받아들이지 않는 환자들에게 좋은 대안이 될 수 있다.

비구순주름(Nasolabial Folds)

▣ 개요

팔자(八字) 주름이라고 불리는 비구순주름은 필러로 효과를 볼 수 있는 대표적인 부위이다. 기본적인 가이드라인만 숙지한다면 시술도 그다지 어렵지 않다. 비구순주름은 깊은 것과 다소 얕은 것이 있으며, 얼굴을 반복적으로 움직이면서 생긴 것과 SMAS의 처짐에 의해 생길 수 있다. 그러므로 사실 비구순주름이라는 것은 없다. 주입방식, 주입 물질, 주입량 등을 고려하여 신중하게 시술해야 한다.

▣ 해부학적 구조

비구순주름은 콧망울, 코, 볼의 구조에 의해 생긴 작은 삼각형 구조로 levator labii superioris alaquae nasi, levator labii superioris의 수축으로 더 두드러져 보인다. 두

근육은 환자가 코에 주름을 지을 때 활성화된다. 가만히 있을 때 주름의 깊이는 SMAS의 긴장도와 밀접히 연관되어 있어서 나이가 들면서 나타나는 주름 중의 하나이다.

강한 근육의 수축은 어린 나이에도 매우 깊은 주름을 만들어 내게 된다(그림 5-29). SMAS가 아래로 처지고 피부에 탄력섬유증이 발생되는 것이 나이와 연관된 깊은 주름의 주원인이다.

▣ 환자 평가 및 환자 선별

필러를 주입하기 전에 주름부위를 면밀히 분석해야 한다. Levator labii superioris alaquae nasi와 levator labii superioris가 강하게 수축을 한다면, 보툴리눔 독소 A를 먼저 시술하고 필러로 시술하는 것이 좋다. 또한, 필요한 필러의 양도 현실적으로 가늠해 두어야 한다. 주름이 매우 깊은 고령의 환자에게는 각 사이트마다 2 ml까지 주입해야 할 수도 있다. 비구순주름부위의 피부가 아래로 축 늘어지지 않은 환자들이 시술 결과가 좋다.

▣ 시술법

필러를 주입하기 전 두 손가락 사이에 피부를 잡아서 늘려보아, 주름부위를 확인하고 필러를 어디에 주입해야 할지를 정한다(그림 5-30, 5-31). 주름이 더 눈에 띄게 보이는 것을 막기 위해, 특히 SMAS로 인한 깊은 주름의 경우는, 좀 더 내측으로 주입해

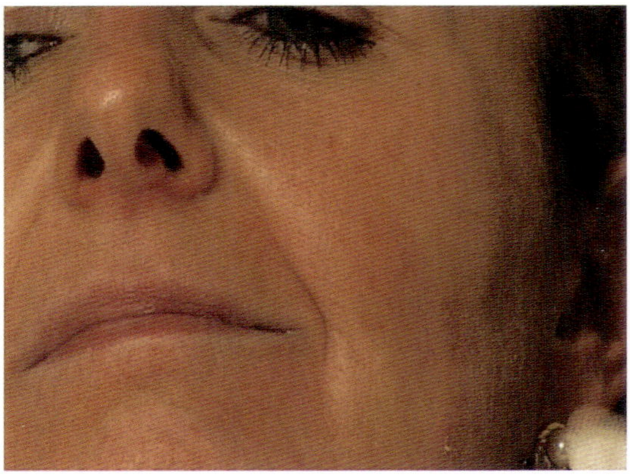

그림 5-30 자연 상태의 비구순주름

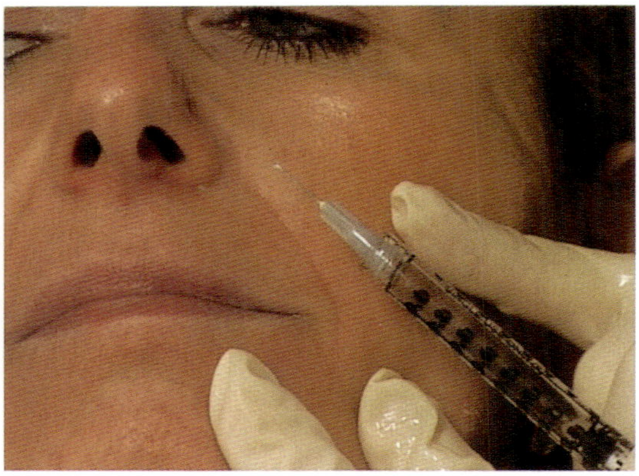

그림 5-31 필러 주입 전 비구순주름부위의 피부를 늘려본다.

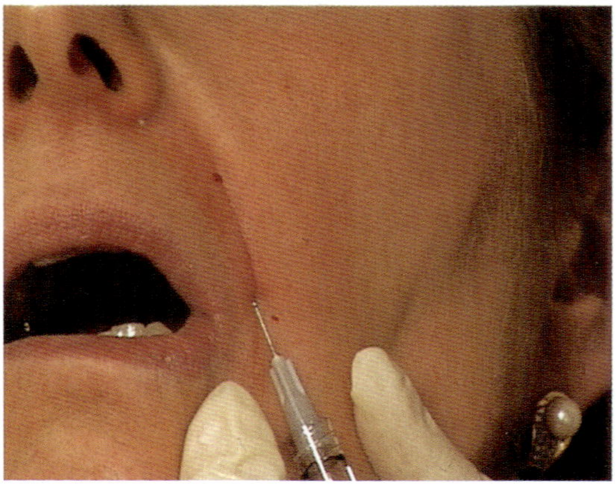

그림 5-32 주름의 내측으로 주입하면 원치 않는 볼살이 내려오는 것를 방지할 수 있다

야 한다(그림 5-32).

비구순주름은 뒤로 빼면서 주입하는 기법(retrograde technique)으로 주입하면 쉽고 빠르게 시술할 수 있다. 바늘을 뒤로 빼면서 대략 0.05~0.1 ml를 주입한다. 그러나 multiple injection site technique도 사용될 수 있다. 이 시술법은 필러가 주변 부위에 더 잘 섞인다는 장점이 있다. 깊은 주름과 표재성 비구순주름은 여러 층으로 시술해야 할 필요가 있다. 환자가 고령이면, 피하지방층이 위축되어 있고 필러가 주름을 올리지 못하고 밑으로 내려갈 수 있으므로, 여러 층에 시술을 해야 한다(즉, 필러를 피부 얕은 층과 깊은 층에 모두 주입해야 한다).

▣ 재교정

깊은 비구순주름에 생물 분해성 필러를 사용한 경우, 처음 시술 후 대략 3~4주가 지나서 재교정을 해주면 효과를 지속시키는데 도움이 된다. 다른 특성을 가진 다른 종류의 필러들을 적절히 함께 사용하면 효과를 증대시킬 수 있다(그림 5-33, 5-34).

▣ 합병증

시술 시 적절하지 않은 주입 방법을 사용했을 때 발생할 수 있는 일반적인 실수들이 발생되지 않도록 주의한다.

1. 소시지(sausage) : 너무 얕게 주입하면 필러의 잔재가 남아 소시지 모양을 만든다.

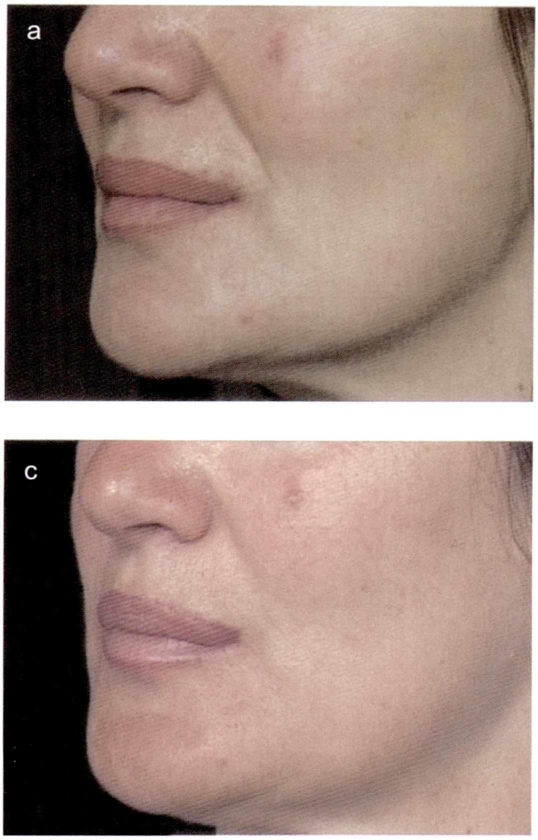

그림 5-33 폴리락틱산으로 시술 전 깊은 비구순주름 사진**(a)**, 1.4 ml 주입 직 후**(b)**, 총 4.3 ml를 주입 후 3개월 경과된 모습**(c)**

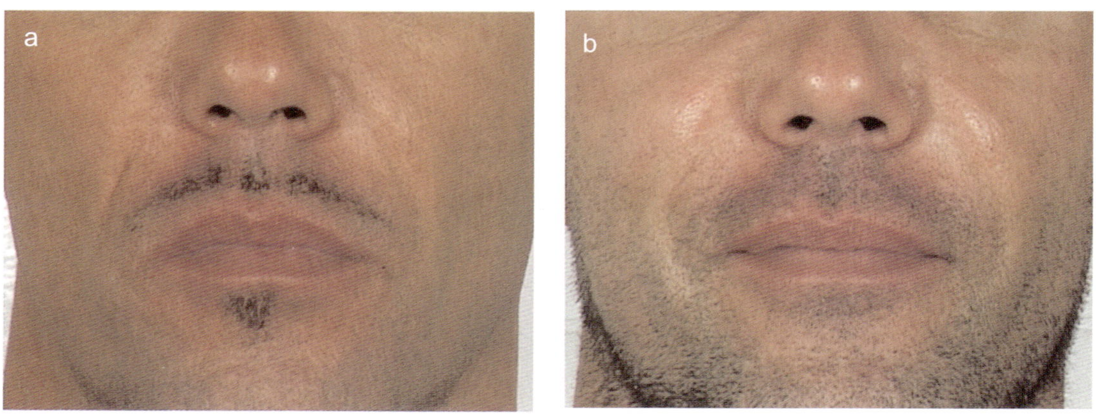

그림 5-34 깊은 비구순주름에 대해 폴리락틱산으로 시술하기 전 표면 비구순주름 라인과 히알루론산 총 1.4 ml의 표면주입 3개월 후.

2. 덩어리(lump) 만져짐 : 많은 양을 주입하면 필러가 모여 있는 공간이 생겨서, 몇 주간 만져질 수 있다.
3. 주름이 깊어짐 : 볼에 SMAS가 아래로 처져 비구순주름이 생긴 환자의 경우, 너무 주름의 외측으로 필러를 주입하면 주름이 더 깊어질 수 있다.

▣ 도움말

깊은 주름은 반복적인 근육 움직임과 중력에 의해 생긴다. 따라서, 환자를 반드시 똑바로 앉힌 상태로 진단해야 한다. 환자가 누워 있는 자세에서 필러를 주입하면 주름 교정이 불충분하게 될 것이다. 항상 약간 안쪽으로 주입해야 주름이 더 깊어지는 것을 방지할 수 있다.

주사를 여러 번 반복하면 멍이 생길 위험도 높아진다. 필러를 진피의 여러 층에 주입하는 경우(multilevel injection technique), 같은 바늘 구멍을 이용해서 계속 주입하면 출혈이 적어져서 멍을 줄일 수 있다.

입술

▣ 개요

입술은 사회생활에서 매우 중요하다. 기쁨, 슬픔 등 많은 감정 표현이 입술을 통해 이루어지며, 성적 매력을 발산하는 역할을 하기도 한다. 입술을 닫는(sphincter) 기능이 온전할 때는 특히 아랫입술에서 액체나 고체가 입 밖으로 새어 나오지 못하게 된다. 입술의 vermillion과 피부는 자유롭게 움직이는 특징 때문에 모양을 변화시키기에 적합하다. 보툴리눔 독소 A는 가끔은 매우 유용하지만 비대칭과 일시적 기능 상실을 가져올 수 있다. 반면, 필러로는 입술을 보강해 주거나 구강주위의 주름을 치료하는데 모두 만족할만한 효과를 볼 수 있다.

▣ 해부학적 구조

입술은 우리 입의 붉게 보이는 부분 그 이상까지 포함한다. 입술은 또한 입의 붉게 보이는 부분의 주변 피부를 포함한다. 해부학적으로 볼 때 입술은 위로는 코 아래까지, 아래로는 턱까지 포함하는 것으로 보아야 한다(Salasche and Bernstein 1988). 완벽한 입술 구조는 점막과 피부 사이에 눈에 띄는 하얀색 이행부위, 중앙의 tubercle과 vermillion을 포함하며 그리고 oral commissure에서 올라가는 선(ascendant line)으

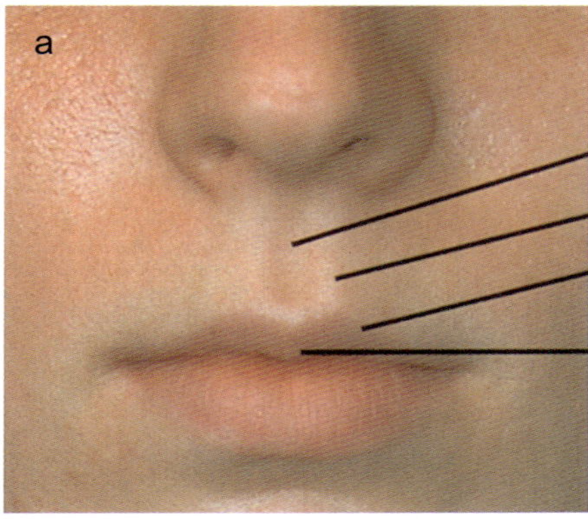

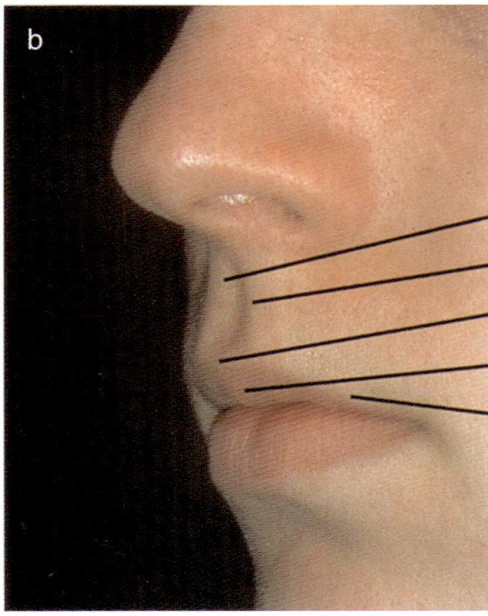

그림 5-35 윗입술의 표시점 앞면(a)과 옆쪽면(b)

로 구성된다. 위, 아래 입술 간의 가장 좋은 비율은 1:1.618이다.

입술에서 매우 중요한 위치의 기준점은 인중(philtrum)이다. 입술의 V모양의 큐피드의 화살, 위쪽 피부부위의 중앙 부분은 인중의 수직방향의 배열된 두 개의 융기된 능선이 특징적으로 보인다. 큐피드의 화살은 인중 아래쪽에 오목하게 나타난 구조이다(그림 5-35). 또한 입술턱 주름과 비구순주름 등 입술의 주변 환경을 고려하는 것도 매우 중요하다. 만약, 이러한 주름이 너무 깊다면, 나이들어 보일 수 있다.

윗입술의 피부는 매우 얇고, 피하 지방이 거의 없다. 이 위치의 지지 구조가 부족하고 근육의 움직임이 과도하다면, 입 주위 부분에 주름을 만들어 내게 된다.

입술의 주요한 근육은 입둘레근이다. 이 근육의 환상 근육섬유는 입의 괄약 기능을

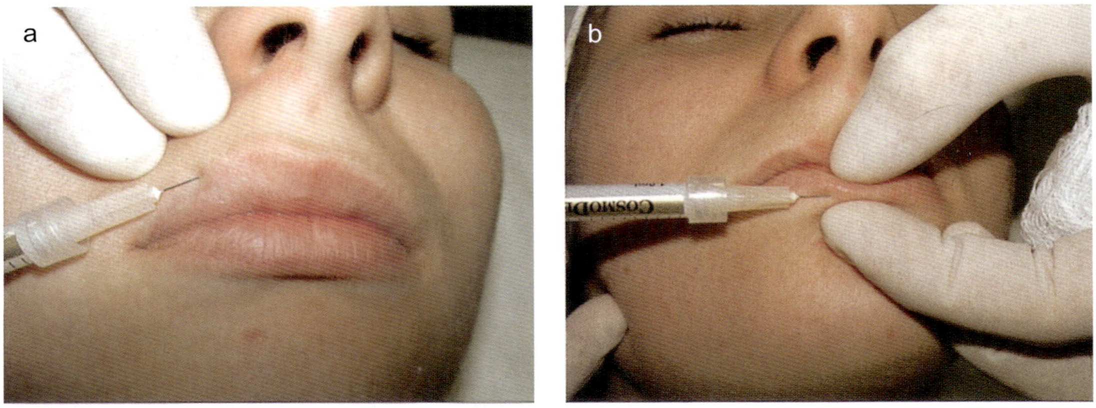

그림 5-36 윗입술(a)과 아랫입술(b)의 이행선(transition line)을 시술하는 사진. 소수성(hydrophobic)이며 입술 라인과 생체 역학적으로 비슷한 콜라겐을 사용했다.

담당하고 있다. 입술주변의 근육은 입둘레근과 긴밀하게 연관되어 있다. 이러한 근육들은 입술을 올리고 내리고 뒤로 당기는데, 정상적으로 작용할 때는 복잡한 움직임을 보여준다. 올림근(levator)은 안쪽에서부터 바깥쪽으로 labii superioris alaeque nasi levator, labii superioris levator, zygomatic minor, major, risoris 순으로 놓인다. 내림근에는 depressor anguli oris, depressor labii inferioris, mentalis가 있다.

위아래 입술은 각각 점막 하층의 윗입술동맥, 아랫입술동맥에 의해 공급된다. 이 두 동맥은 얼굴동맥의 가지이다.

윗입술의 감각은 안와아래신경이 담당하며, 아랫입술은 턱끝신경이 담당한다. 입둘레근의 운동신경은 얼굴신경의 볼가지(buccal branch)이며, 입술주위에서 작용하는 근육들은 얼굴 신경의 볼(buccal)과 아래턱가지(mandibular branch)의 지배를 받는다.

▣ 환자 평가 및 환자 선별

입술을 도톰하게 하기 원하고 입술의 기준점들이 잘 보존된 젊은 환자에게 시술하면 좋은 결과를 얻을 수 있다. 나이가 들면 입 주위에 방사형 홈이 나타나고 입술의 볼륨감도 줄어든다. 입술 모양을 교정하는 것은 볼륨의 증가 뿐만 아니라 입술 주름 개선도 필요하다. 환자가 비현실적인 결과를 갖기를 원하지는 않는지 확인하기 위해서는 무엇을 기대하는지 충분히 논의하고 결정해야 할 것이다.

입술 교정에서 신체검사는 가장 중요하다. 위, 아래 치아의 모양이 입술 교정에 중요한 역할을 하는데, 만약 치아가(앞니와 송곳니) 뒤로 기울어져 있다면, 입술 돌출은 매우 어려우며, 때로는 불가능할 수도 있다. 매우 얇은 입술을 가진 환자라면 근육의

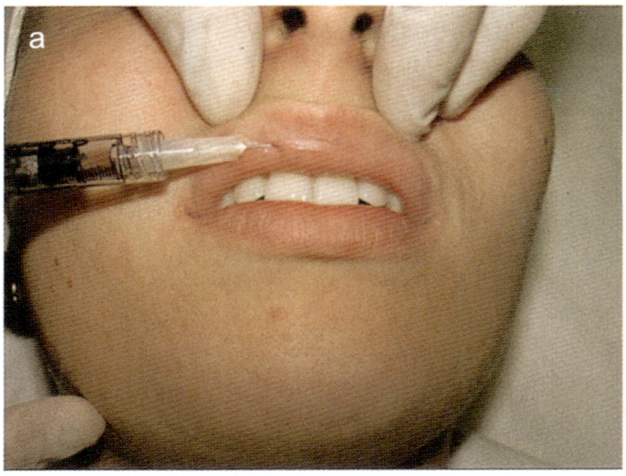

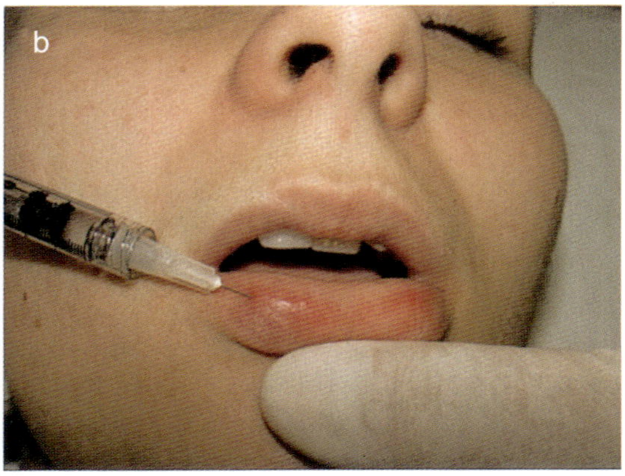

그림 5-37 **a, b 입술의 붉은 부분을 도톰하게 하는데 히알루론산이 적합하다. 친수성이므로 볼륨감과 함께 유동성을 증가시킨다.**

움직임도 분석해 보아야 한다. 특히, 웃을 때 vermillion이 안으로 말리면서 잇몸이 드러나는 사람들을 볼 수 있다. 이런 경우 필러로는 원하는 결과를 얻기 힘들며, 대신 보툴리눔 독소 A를 levator labi superioris alaeque nasi에 주입하면 효과가 있을 것이다. 환자 평가 시에는 무표정일 때와 웃을 때를 모두 고려하도록 한다. 웃음에는 적어도 4가지 형태가 있는데 움직일 때 입 모양이 비대칭적으로 일그러지는 경우가 매우 흔하므로, 환자에게 미리 웃음을 지어보도록 한다.

CHAPTER V

▣ 시술법

입술의 필러 시술은 꽤 아프다. 따라서 만족스럽지 않은 불완전한 결과를 피하고 자주 재교정을 하지 않도록 하기 위해서는 가능한 통증을 최소화하면서 필러를 주입하도록 해야 한다. 가장 좋은 방법은 신경차단이다. 윗입술의 경우, 안와아래신경에 주입한 후, frenulum linguae의 바깥쪽 및 안쪽의 점막하층에 리도카인을 주입해야 한다. 아랫입술의 경우 턱끝신경을 차단해야 하며, 점막하층에 주입하는 것 또한 유용하다. 입 안쪽 점막으로 마취하는 방법과 피부를 통해 마취하는 방법 모두 가능하지만, 통증이 상대적으로 적은 입 안쪽 마취법이 일반적으로 더 선호된다(제4장 참조). 그러나 어떤 환자들은 국소마취제 도포나, 얼음 주머니만으로도 충분한 경우도 있다.

생물 분해성 제품들은 한시적이긴 하지만 시술 결과가 가장 자연스럽다. 분자적 저항성(molecular resistance) 때문에 입술 윤곽선(white line)에는 콜라겐이 애용되고 있다(그림 5-36). Vermillion에는 히알루론산이 가장 좋은데 볼륨감과 함께 움직임이 좋은 특성은 친수성이 강한 히알루론산 같은 물질만이 낼 수 있는 결과이다(그림 5-37).

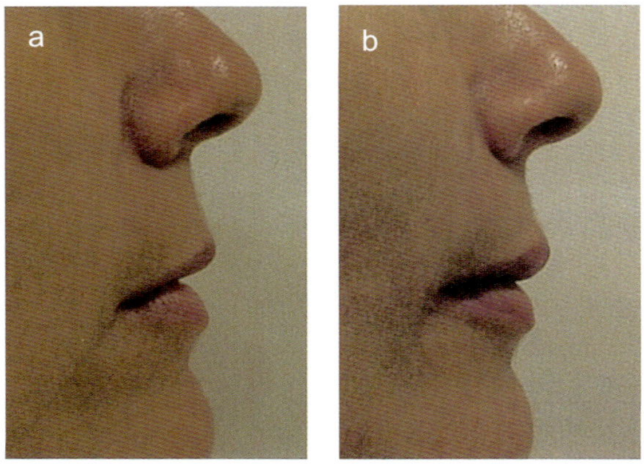

그림 5-38 안쪽결절(medial tubercle)에 필러를 주입하여 입술 옆모습을 개선했다.

분해되지 않는 영구 필러들도 입술확대술에 사용할 수 있다. 이때는 피부 표면에 너무 얕게 주입하면 덩어리가 생길 수 있으므로 각별히 주의해야 한다.

마취를 한 후, 주입은 큐피드의 화살(윗입술 중앙 V라인) 또는 oral commissure부터 시작한다. 뒤로 빼면서 주입하는 방법을 사용하는 것이 매우 중요하다. Serial techniques는 출혈이 더 심하고, 표면을 울퉁불퉁하게 만들 수 있다. 입술 윤곽선에 먼저 주입해야 한다. 이렇게 함으로써 위, 아래 입술의 vermillion을 어느 정도까지 확대해야하는지 정하는데 도움이 된다. 예를 들어, 콜라겐으로 입술 경계선을 만든 후 히알루론산을 주입해 도톰하게 하는 식이다. 이때 치아 아치 구조에 특히 주의를 기울이도록 한다. 만약 모양을 더 도톰하게 만들고자 한다면 안쪽결절(medial tubercle)에 점막

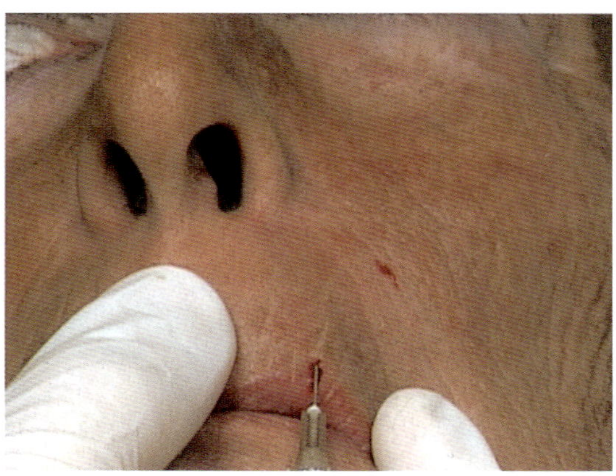

그림 5-39 작은 주름에 직접 주입하는 모습

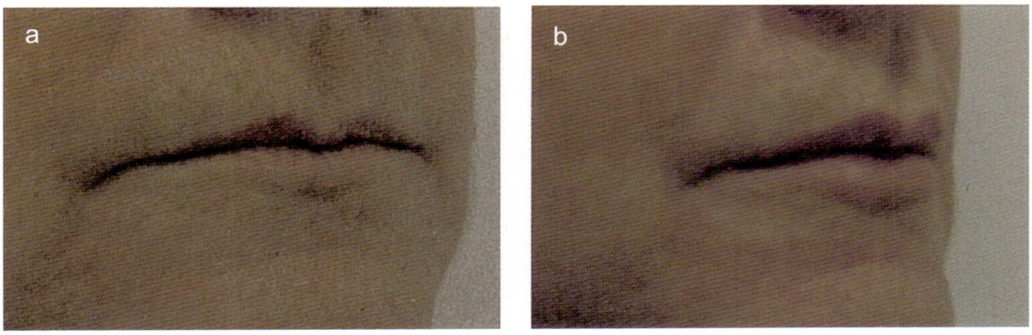

그림 5-40 **(a)** 필러로 입술 교정을 하는 것은 입술의 해부학적 기준점을 재구성하는 것이 목표이다. **(b)** 인중(philtrum)에도 주입하였다.

을 통하거나 입안에서 점막하층을 통하여 주입할 수 있다.(그림 5-38). 입술 주변의 얕은 주름들을 개선하려면 이 방법만으로도 호전된다. 하지만 호전되지 않는 경우는 각각의 작은 주름마다 직접 필러를 주입해야 한다(그림 5-39).

노화된 입술의 경우는 입술 전체에 시술을 하면 좋은 결과를 얻을 수 있다(그림 5-40). 만약 입술이 탄력섬유증이 있는 피부로 둘러싸여 있다면, 화학 박피나 레이저 박피와 같은 표피를 벗겨내는 치료를 병행할 것을 권한다. 입술 교정은 해부학적 기준점이 잘 보존되어 있으며 부드럽고 잘 늘어나는 피부를 가진 환자에게서 결과가 좋다.

▣ 합병증

입술 시술의 합병증으로 덩어리가 생성되고, 입술이 비대칭이 될 수 있다. 종창, 반상출혈 및 발적이 매우 흔하게 나타나며, 사용된 제품의 종류와 주입량, 주입방법에 따라 다양하게 나타난다. 합병증은 주로 분해되지 않는 필러를 사용 시 더 자주 발생한다. 입술은 잘 움직이기 때문에, 캡슐이 형성되는 경우 부자연스럽고, 분명히 드러나 보일 수 있다.

▣ 도움말

입술은 사진으로 보면 더 크게 보이는 경향이 있으므로 주의해야 한다. 간혹 주입량을 늘려 달라고 하는 환자들이 있는데, 항상 사진을 보여주어 환자가 자신의 모습을 확인하도록 한다. 안쪽결절(Medial tubercle)부위에 너무 많이 주입하면 안된다. 이러한 환자는 비스듬한 옆모습에서 오리처럼 보일 수 있다.

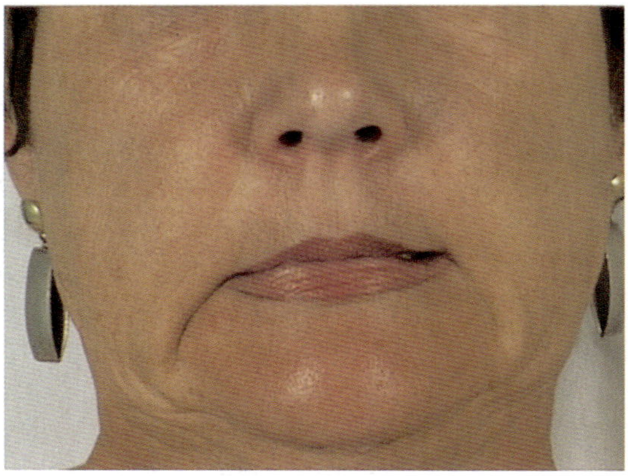

그림 5-41 마리오네트 라인, 시술 전 사진

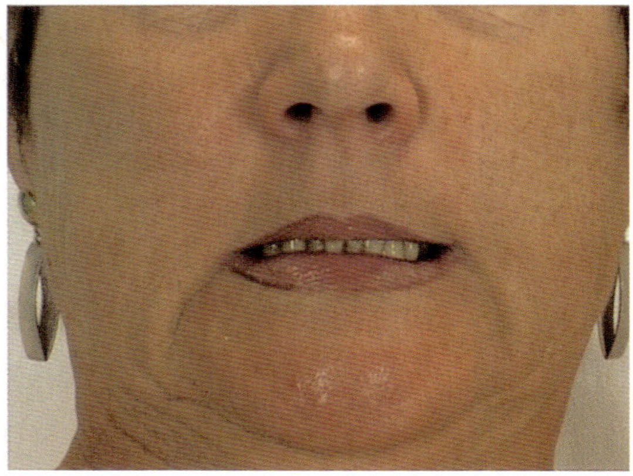

그림 5-42 마리오네트 라인, 보툴리눔 독소 A 주입 후 일주일 경과 후 사진

마리오네트 라인(Marionette Lines)

▣ 개요

마리오네트 라인은 입술 양쪽 가장자리 끝에서 아래로 내려오는 선으로, 슬프고 우울한 인상을 만든다.

▣ 해부학적 구조

마리오네트 라인은 입꼬리내림근(depressor anguli oris)과 넓은 목근에 의해 생긴다. 환자가 'I' 라고 발음할 때, 이 라인들은 잘 보인다.(그림 5-41). 고령 환자의 경우 늘어난 SMAS가 마리오네트 라인이 나타나는데 원인이 된다.

▣ 환자 평가 및 환자 선별

입술 끝 부분이 늘어진 환자나 확연한 주름이 보이는 환자가 적당한 치료 대상이다.

▣ 시술법

입꼬리내림근과 넓은 목근을 보툴리눔 독소 A로 먼저 시술하는 것이 좋다. 그렇게 함으로써 입술 양쪽 가장자리가 아래쪽으로 내려가는 것을 막아준다(그림 5-42). 국소마취나 신경차단이 도움이 된다. 생물 분해성 필러 시술은 보통 아주 자연스러운

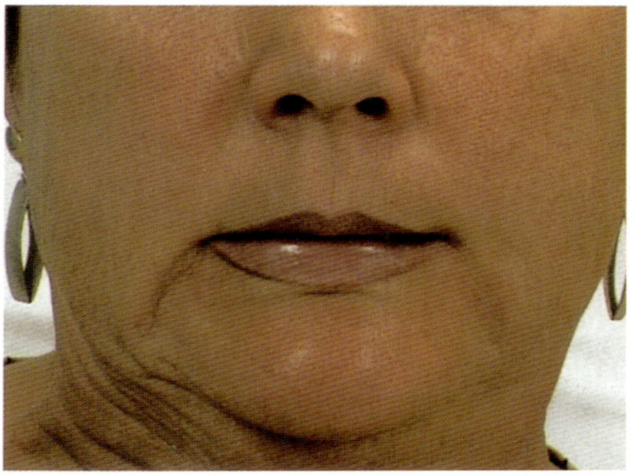

그림 5-43 마리오네트 라인, 보툴리눔 독소 A 주입 일주일 후, 히알루론산을 시술 한 직후 사진

결과를 가져다줄 수 있다. 각 주름의 깊이에 따라 적절한 필러를 선택하도록 한다. 아랫입술 경계와 마리오네트 라인에 의해 형성되고 비구순주름으로 이어지는 caudal triangle부위에 먼저 필러를 주입해야 한다. 이때 이렇게 triangular feathering을 함으로써 전체적인 부분이 올라가는 효과를 볼 수 있다. 중간 정도 또는 깊은 주름에는 바늘을 뒤로 빼면서 주입하는 retrograde tunnel technique이나 multiple injection site technique을 사용한다. 이 시술법들은 필러가 주변부위에 잘 섞이게 하고, 기존의 주름부위가 부자연스럽게 올라가는 것을 방지한다. 깊은 주름에는 일반적으로 여러 층으로 주사를 해야 한다(그림 5-43). 비구순주름은 주름 내측에 주입해야 하는데, SMAS가 많이 이완된 환자의 경우 바깥쪽에서 주입하면 주름이 더 깊어 보일 수 있다.

▣ 합병증

바깥쪽에서 주입하면 주름이 더 잘 보인다. 탄력섬유증의 증가를 보이는 나이든 환자에서는 필러를 피부 깊숙이 주입하면 효과가 거의 나타나지 않을 뿐만 아니라, 깊이 기분나쁜 덩어리가 만져질 수 있다.

▣ 도움말

필러가 잘 섞이도록 하는 것이 중요하다. Tunnel technique으로 시술했는데 결과가 만족스럽지 않은 경우 multiple-point injection technique으로 시술하면 좋다. 탄력섬유증이 있는 환자들은 multilayer technique을 이용해야 효과적이며, 피부 깊숙이 필

CHAPTER V

러 덩어리가 생기는 것을 막을 수 있다(즉, 필러를 깊이 주입한 후, 중간 크기 입자의 필러를 좀 더 표면 쪽으로 주입하여 진피부위를 팽창시키고 주름을 개선할 수 있다).

턱 교정

▣ 개요

턱은 남성에게나 여성에게나 성적 상징이다. 주름이나 깊은 oral commissure 등 부정적인 요소들이 미적인 인상을 해친다. 여성의 턱은 갸름하고 좀 더 섬세한 편이다. 반면 남성은 크고 강한 턱을 갖는다. 남녀 모두 아래턱 선이 젊고 깔끔하기를 바란다. 하악골부위의 교정은 턱과 아래턱 선 모양을 개선하는 것이다.

턱을 보강하기 위해 사용되는 실리콘 보형물의 안전성에 대한 여러 연구결과에도 불구하고, 여전히 실리콘에 거부 반응을 보이는 환자들이 있다. 이런 경우 필러 시술이 적절한 대안이 될 수 있다. 몇몇 의사들은 턱전진술(chin advancement)과 같은 더 복잡한 시술을 하고자 함에도 불구하고, 환자들은 보다 작고 최소 침습 시술을 선호한다. 환자들은 때로는 두개골 수술을 받기보다는 교정 효과가 작다는 것을 알면서도 필러 시술을 선택하기도 한다.

▣ 해부학적 구조

턱은 턱끝구멍과 아래턱뼈의 중앙부 사이를 말한다. Midlateral zone은 턱끝구멍부터 뒤쪽으로 horizontal body of the mandible의 비스듬한 선(oblique line)까지 연결된 부분으로 규정된다. Posterior lateral zone은 mandibular angle과 첫 2~4 cm의 ascending ramus를 포함하는 horizontal body의 뒷부분으로 규정된다. Submental area는 턱아래의 넓은목근띠와 cervicomental angle 사이에 위치한다.

턱 모양 교정에 가장 적합한 피부는 부드럽고 약간의 위축이 있는 경우이다. 턱끝부위의 SMAS보다 표면에 위치한 지방조직은 강한 섬유중격에 의해 진피에 조밀하게 붙어있어서 깊은 연조직이 피부에 잘 붙어 있다. 이것은 뺨의 가장자리로 가고, 목에서 아래로 갈수록 이러한 연결이 점차 느슨해지고 더 유동적으로 변한다.

Mentalis가 수축하면, 아랫입술이 돌출된다. 이 근육은 중앙과 바깥쪽 앞니의 아랫분에서 나와서 턱의 피부에 닿는다. 몇몇의 환자에서 근육이 닿는 피부에 자갈 같은 모양으로 주름이 생길 수 있다.

턱은 mental artery와 submental artery에 의하여 공급받는다. mental artery는 inferior alveolar artery의 분지이고, submental artery는 얼굴동맥의 가지이다. 배출되는 정맥은 각각의 동맥과 부합된다. 아래턱부위는 얼굴동맥과 inferior alveolar artery로부터 혈류 공급을 받는다. 얼굴신경의 mandibular branch는 아래턱뼈 중앙부위 앞쪽으로 지나 midlateral zone으로 들어간다. 얼굴신경의 marginal branch는 주행이 다양하지만, 주로 mandibular angle에 위치한다. 큰귓바퀴신경(greater auricular nerve)은 mandibular angle 뒤의 cervical fascia에 있다. 턱끝신경은 아래턱의 두 번째 작은 어금니 아래의 턱끝구멍으로부터 나온다.

노화과정에서 alveolar process의 흡수와 함께 아래턱뼈의 크기가 감소한다. 나이든 환자의 경우 앞쪽 턱의 바깥쪽으로 연조직의 위축도 발생하여 oral commissure 바로 아래로 깊은 삼각형(deep triangle)을 만들어 낸다. Jowl pad의 증가와 연조직의 위축과 함께, 마리오네트 라인과 슬픈 입술이 생긴다. 아래턱뼈 아래쪽으로 지방이 이동하면서 턱의 아래가장자리로 턱이 늘어날 수 있다. 얕은 피하조직은 깊은 피하조직에 비해 더 잘 처지는 경향이 있다.

▣ 환자 평가 및 환자 선별

이상적인 얼굴의 비율은 윗입술이 1/3, 아랫입술과 턱이 2/3 비율로 이루어진다. 아래턱뼈 형성저하증이 있는 환자는 얼굴 아랫부분이 짧게 되기 때문에 얼굴이 둥글게 보인다. 또한, 윗입술과 아랫입술 및 턱의 비율은 1:1이 된다. 옆모습을 보면 얼굴이 볼록렌즈처럼 볼록하고, 늘어진 턱이 보이며, 남는 피부에 의해 둔각의 mentocervical angle을 이룬다.

필러를 이용한 턱 교정 시에는 교합, 골격, 치아의 연관성을 고려해야 한다. 교합이 정상적인 환자가 필러 시술에는 적합하다. Class II나 III 정도의 부정교합 환자들은 외과적 수술 치료를 요한다. 때로는 광범위한 턱 교정 수술을 피하기 위해 필러 시술을 시도해 보아서, 치료의 한계를 보고, 원하는 결과를 얻기 위해서는 몇 회 정도의 시술이 필요한지 가늠해 보기도 한다.

전형적인 mandibular retrognathia 환자들은 턱이 뒤로 빠지고 옆에서 보면 얼굴이 볼록렌즈 같다. 이런 환자는 치료 시 치열 교정도 함께 해야 한다.

환자 중에는 턱의 돌출은 좋으나 외측의 충만함이 부족할 수 있다. 이러한 환자들이 필러 시술에 이상적이다. 필러 주입으로 턱 모양을 다듬고, 아래턱 선을 교정하면 좋은 결과를 얻을 수 있다. 환자에 따라서는 턱 앞부분을 강화해야 하는 경우도 있고, 아랫부분을 보강해야 하는 경우도 있다. 턱의 위와 아래 부분에 필러를 주입하면, 턱

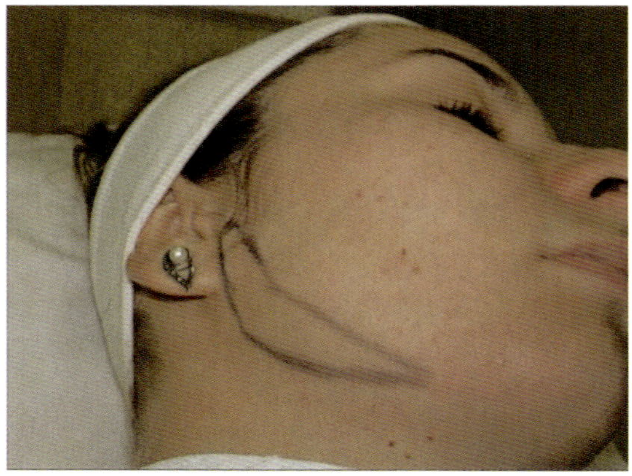

그림 5-44 mandibular angle에 필러를 주입하는 목적은 mandibular angle이 더 잘 보이게 하는 것이다. 아이라이너로 부위를 표시하면 의사가 주입할 부위를 정하는데 도움이 된다. masseter와 ascending ramus의 뒤쪽 뼈 경계가 아래턱 모양 교정에 중요한 hallmark이다.

끝과 입술 사이의 거리가 늘어나 얼굴의 밸런스를 찾을 수 있다. 필러를 또한 수술 전 시술로 활용하여, 수술 후 모습을 가늠해 볼 수 있다.

■ 시술법

필러를 턱의 중앙 부분만 주입하기도 하고 턱끝구멍 사이에 mandible body를 따라 주입하기도 한다. 턱 중앙부분과 midlateral zone이 교정되면, 턱선 앞쪽 모양이 넓어지는 효과가 있다. mandibular angle에 필러를 주입함으로써 posterior mandibular angle을 넓어지게 만들며 뒤쪽 턱선이 강해지게 된다.

주입하기 전에, 국소마취를 하고 시술부위를 그려서 표시한다(그림 5-44). 비구순주름과 이어지는 하악골 부분에 필러를 주입하면 흥미로운 결과가 나오는데, 특히 외과적 수술을 꺼리거나, 시간이 없어서 수술을 받을 수 없는 환자들에게는 매우 효과적인 대안이 된다. 심지어 얼굴 리프팅 효과도 볼 수 있다(그림 5-45).

검진 결과에 따라 약간의 턱전진술과 밸런스를 맞추기 위해 아래턱만 치료할 수 있다(그림 5-46). 나이 든 환자의 경우, 턱끝구멍에서 midlateral zone으로 이어지는 삼각형부위에 필러를 주입하여 심하지 않은 늘어진 턱을 개선할 수 있다. 이 부분은 잘 늘어나지 않으므로 시술 전 피부가 잘 움직이는지 잘 분석해야 한다. 고령 환자는 이 부위의 연조직이 보통 위축되어 있고 움직임이 좋기 때문에 쉽게 필러를 주입할 수 있다.

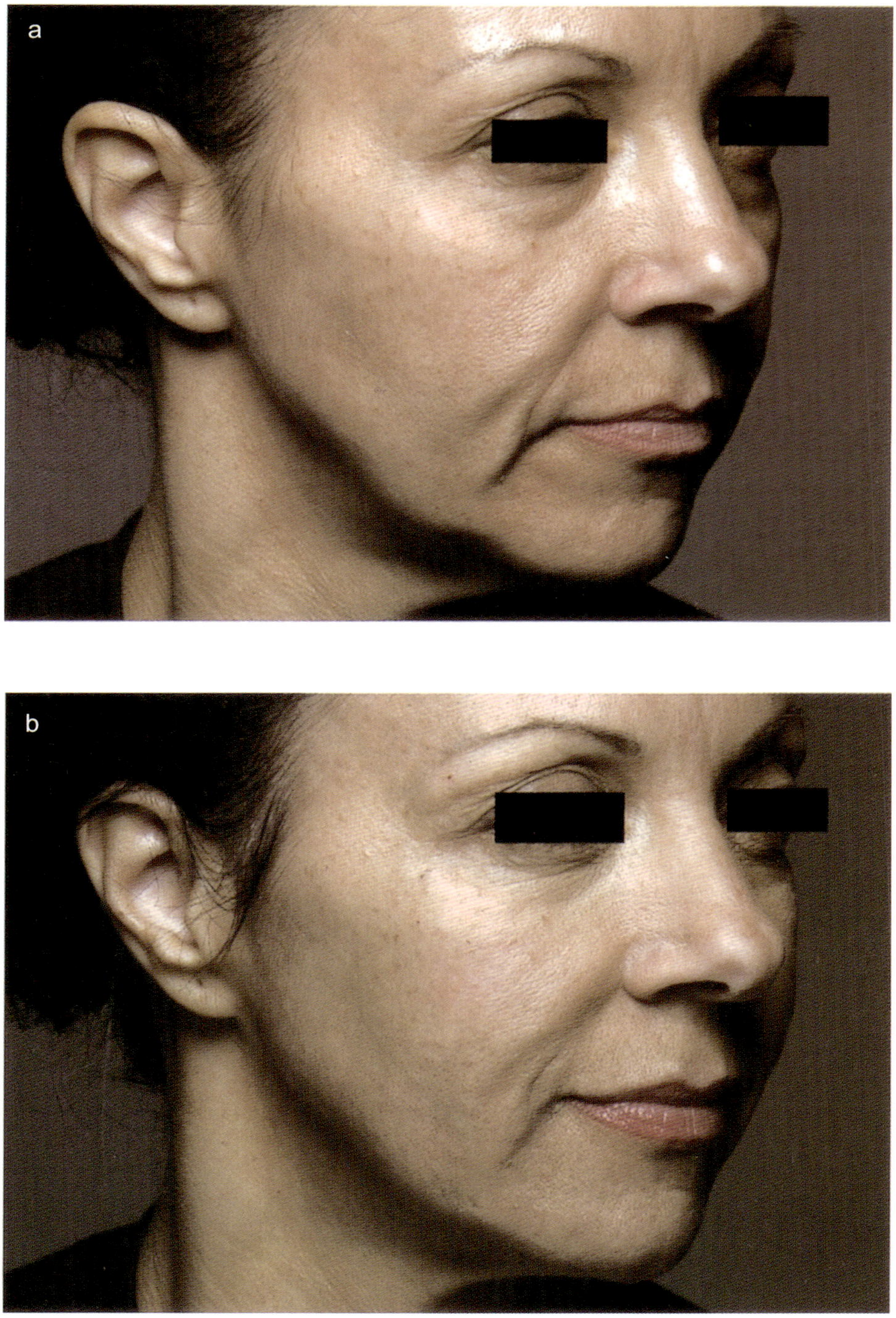

그림 5-45 하악골에 필러를 주입하면 아래턱을 두드러지게 하며**(a)**, 어느 정도 처진 피부도 치료한다**(b)**.

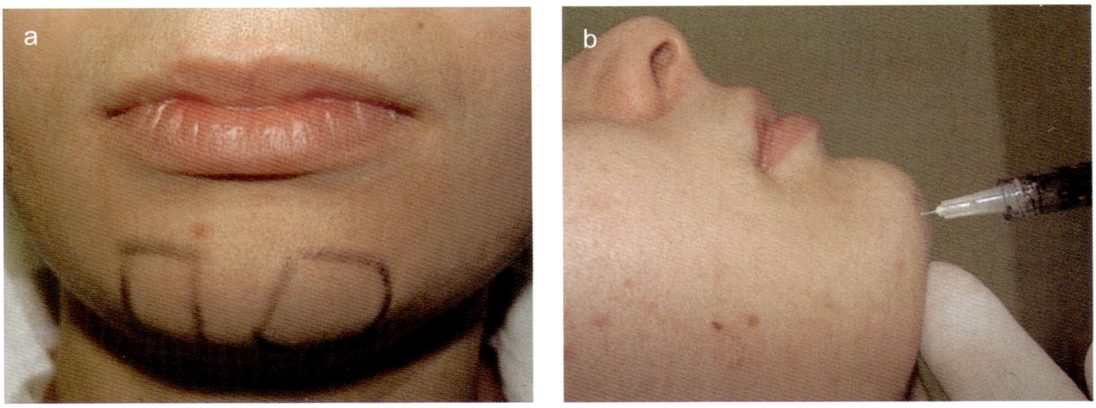

그림 5-46 희망하는 모양에 따라 한 곳 또는 여러 곳에 주입할 수 있다. **a** 오른쪽 표시 부분은 약간만 교정하고, 왼쪽 표시 부분은 가운데와 바깥 부분에 주입한다. **b** 주입부위를 표시한 후 시술을 시작한다.

먼저 표시한 경계선을 따라 주사기를 뒤로 빼면서 주입하고, 가볍게 마사지를 하여 표면을 고르게 만든다. 깊은 망상진피로부터 골막 주변까지 모든 피부층에 필러를 주입한다. 여러 층을 주입하여 계획된 부위 안에 있는 모든 연부조직에 주입하도록 한다. 필러가 가진 가장 큰 장점 중의 하나가 필요 시 추가 주입이 가능하다는 점이다. 시술하면서 부종이 발생되긴 하지만, 확대되는 결과를 미리 예측할 수는 있다(그림 5-47).

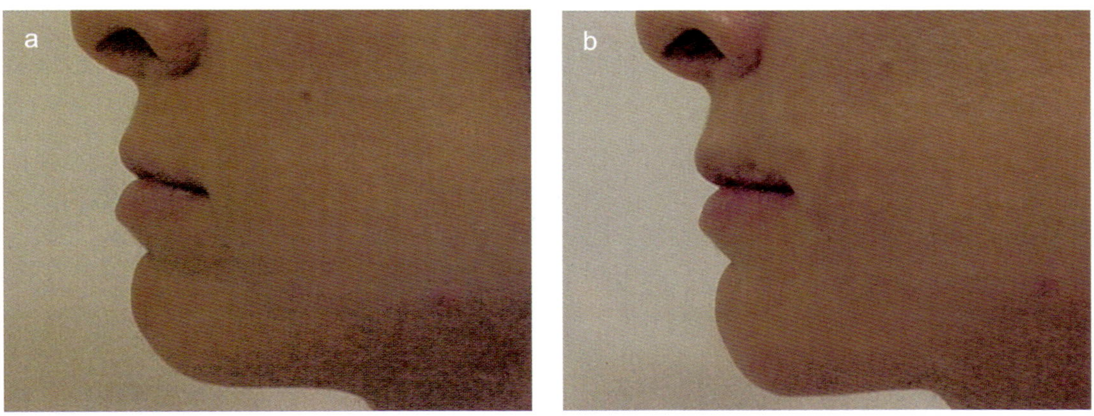

그림 5-47 필러로 턱을 교정한 사진. 필러는 단독 치료로 사용되기도 하지만 외과적 수술을 계획하는 단계에 활용될 수 있다.

▣ 합병증

인공 보형물을 심는 외과적 수술과는 달리, 필러 시술에서는 뼈 흡수, 누관(fistula), 신경손상과 같은 부작용이 없으며, 튀어나오거나, 결절 형성도 거의 발생하지 않는다. 턱에 주입되는 인공 보형물(chin prostheses)은 정상적인 연부조직을 가진 사람에게서도 비정상적인 형태를 만들 수 있다. 필러를 이용한 하악골과 턱 교정은 가벼운 반상출혈과 부종의 부작용이 생길 수 있지만, 이것은 곧 사라진다. 단지 효과 지속시간이 짧다는 것이 생물 분해성 필러 사용의 단점인데, 이 점을 환자들에게 정확히 잘 알려야 한다. 염증 반응과 감염은 드물지만 분해되지 않는 필러에서는 나타날 수 있다. 적절한 시술법과 제품 선택이 이러한 부작용을 줄이는 최선의 방법일 것이다.

▣ 도움말

턱부위 치료에 있어 필러로 효과를 볼 수 있는 경우는 매우 제한적이다. 생물 분해성 필러의 효과는 오래가지 않는다는 것을 명심해야 한다. 턱 교정에 분해되지 않는 필러를 사용하고자 한다면, 반드시 깊이 주입해야 할 것이다.

CHAPTER V

■ 참고문헌

1. Farkas LG et al. (1986) Geography of the nose: a morphometric study. Aesthetic Plast Surg 10(4):191–223
2. Freihofer HP Jr. (1976) The lip profile after correction of retromaxillism in cleft and non-cleft patients. J Maxillofac Surg 4(3):136–141
3. Hamra ST (1993) Composite rhytidectomy. Quality Medical Publishing, St. Louis
4. Larabee WFJ, Makielski KH (1993) Surgical Anatomy of the face. Raven Press, New York
5. Pitanguy I, Ramos AS (1966) The frontal branch of the facial nerve: the importance of its variations in face lifting. Plast Reconstr Surg 38(4):352–356
6. Rohrich RJ et al. (1995) Nasal tip blood supply: an anatomic study validating the safety of the transcolumellar incision in rhinoplasty. Plast Reconstr Surg 95(5):795–799
7. Salasche S, Bernstein G (1988) Senkarik M: Surgical Anatomy of the Skin. Appleton and Lange, East Norwalk, CT
8. Sheen JH, Sheen AP (1998) Aesthetic Rhinoplasty, 2nd ed. Quality Medical Publishing, St. Louis
9. Tobias GW, Binder WJ (1994) The submalar triangle: its anatomy and clinical significance. Facial Plast Surg Clin North Am 2:255
10. Williams PL et al. (1989) Gray's anatomy, 37th edn. Churchill Livingstone, New York, p 570–571

Chapter VI

합병증 (Complications)

개요

거의 대다수의 필러가 일반적으로 안전하게 평가되고 있기는 하지만 부작용이 때때로 나타나기도 한다. 이 부작용들은 지속적인 홍반 또는 부종에서부터 육아종 반응, 심지어 궤양까지 다양하게 나타난다(표 6-1). 이런 증상의 발생이 드물기는 하나, 환자들은 이러한 부작용의 발생 가능성에 대해 미리 알고 있어야 한다. 이것은 의사의 의무에 해당되는 것으로서 환자에게 잠재적인 위험성이 있는 반응들을 과장없이 알려주어야 한다.

역학(Epidemiology)

미용 필러에 의해 발생되는 급성 또는 잦은 부작용의 위험성을 추정할 수 있는 임상연구는 소수에 불과하다. 이러한 연구들은 대부분의 경우, 몇 달의 기간으로 제한되어 있고

표 6-1 필러로 인해 발생 가능한 부작용

즉각 반응(주입 후 72시간 內)	아급성 반응	지효성 반응/후유증
일시적 홍반	감염	육아종(肉芽腫) 형성
일시적 부종	변색(청색을 띈)	궤양
일시적 경결	지속적인 국소 증상(과민 반응) : 홍반 부종 경결 가려움증	
일시적 가려움증	과색소침착	
일시적 반상출혈	국소 조직괴사	
	재발성 헤르페스	
	국소 감염	

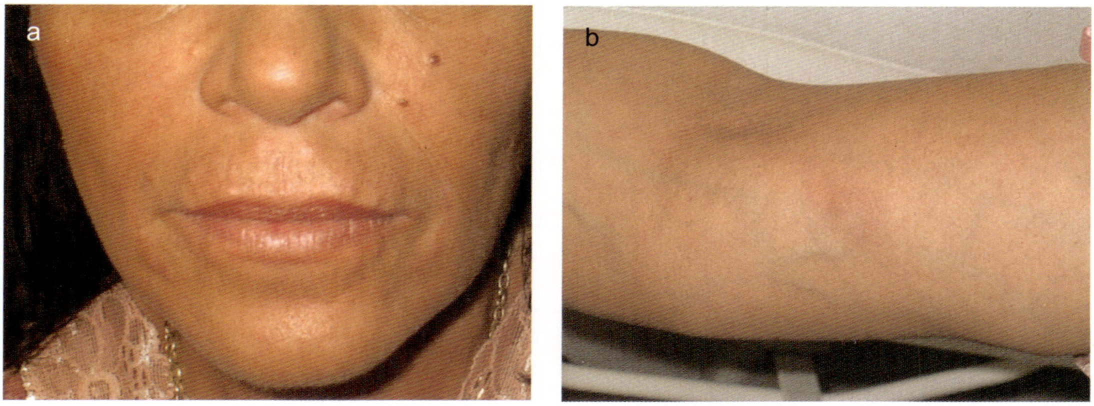

그림 6-1 주입으로 인한 급성 염증(a)과 소 콜라겐 주입 2주 후와 두 번째 피부반응검사로부터 4주 후의 테스트부위(b)(Zyderm I 과 II)

환자의 수도 보통은 몇 백명으로 한정되어 있기 때문에 지연성 반응과 드물게 발생하는 반응들까지 보고된 경우는 없다(Strom 1994). 따라서, 필러의 부작용에 대한 거의 모든 데이타는 일차적으로 시술받은 환자들의 후향적 증례보고들에 의존하고 있다.

▣ 생물 분해성 필러

일반적으로 생물 분해성 필러는 지속기간에 한계가 있기 때문에 이로 인한 부작용은 비교적 다루기가 쉽다. 그러나 때때로 기대치 않은 반응이 나타날 수도 있음을 염두에 두어야 한다.

1. 소 콜라겐

콜라겐 부작용은 이미 잘 알려져있다. 콜라겐 시술 전에 미리 피부반응검사를 하면 부작용이 발생하는 환자를 줄일 수 있다. 피부반응검사 혹은 실제 필러 시술에 의해 발생된 부작용에 대한 데이타들은 여러 대규모 증례보고들에 기초를 두고 있다. 9,427명의 환자들을 포함한 6년 간의 한 연구에서는 콜라겐 피부반응검사(Zyderm I)에 부작용을 보인 빈도는 3%였다. 테스트부위에 부작용을 보인 경우는 50%가 처음 24시간 내에, 그리고 70% 이상이 처음 72시간 내에 반응을 나타냈다. 추가적인 1.3%의 환자들은 피부반응검사에 음성 반응을 보였음에도 불구하고 부작용을 경험했다(그림 6-1). 관찰된 반응들로는 국소 부분의 종창에서부터 경결, 홍반, 가려움증에 이르기까지 다양하게 나타났다. 이러한 반응은 필러 주입 직후부터 3주까지 다양했으며, 66%가 주사 후 1주 이내에 반응을 보였다(Cooperman et al. 1985).

제조사의 자발적인 부작용 보고사례와 시판일에 기초한 또 다른 연구에서는, 소 콜라겐에 대한 전체적인 부작용 빈도는 1~7회 시술 후 0.4%로 추정되었다(DeLustro et al. 1987).

또 다른 종류의 소 콜라겐에 대한 부작용도 비슷한 정도로 보고되었다(Charriere et al. 1989). 여기서는, 705명의 환자 중에 27명(3.8%)이 피부반응검사상 양성을 나타냈다. 나머지 656명의 환자들 중에서 15명(2.3%)의 환자가 콜라겐 주입 후의 부작용을 보였다. 부작용 발생시간은 주입 직후부터 1주 후까지였다.

재발성 헤르페스, 종기 발생, 조직 괴사, 육아종성 이물 반응은 다소 드물게 일어났다. 관절통, 근육통, 발열, 가려움증을 동반한 전신의 반응은 1,000명의 환자 중 5명 이하의 수로 나타났다(Homicz and Watson 2004). 이러한 반응들은 대략 시술 3주 후에 나타났다(Cooperman et al. 1985).

2. 사람 콜라겐

현재까지 동종, 자가 사람 콜라겐의 안전성에 중점을 둔 연구는 오직 한정된 대상수(환자 5~20명)로 진행되었으며 연구의 수도 적다. 피부반응검사에서 자연 소실되는 국소 부작용으로 나타날 수도 있고(Moody and Sengelmann 2000) 단지 경미한 통증 없는 홍반으로 나타나기도 했다. 알레르기성 궤양과 만성 육아종과 같은 급성 또는 심각한 반응은 비체계적인 연구에서는 보고되지 않았다(Fagien 2000). 이마 부분에 동종(allogenous) 콜라겐을 피하로 주입한 후 급성 choroidal infarction을 보고한 증례가 있다(Apte et al. 2003).

3. 돼지 콜라겐

아직까지는 몇 백명 정도의 환자들만이 이 새로운 돼지 콜라겐(Evolence)으로 시술됐다. 현재까지 심각한 부작용은 관찰되지 않았지만 한정된 시술 환자 수 때문에 어떤 결론을 내리기는 시기상조다.

4. 히알루론산

히알루론산은 소 콜라겐보다 알레르기를 덜 일으키는 것으로 여겨진다. 일반적으로 피부반응검사를 권장하지 않는다. 사람의 히알루론산과 동물의 히알루론산은 구조적으로 같으나 공여자인 조류 또는 박테리아 항원과 교차결합 과정에서 나타난 잔류 단백질이 면역 반응을 유발할 수 있다.

안전성에 관한 대규모 증례보고들이 있다. Lowe et al.(2001)은 적어도 1년 이상 관찰된 709명의 환자들의 상황을 보고했다. 환자들은 1996년 9월부터 2000년 9월까지 조류 또는 박테리아성 히알루론산 시술을 받았다(patient cohort, follow-up study).

후기 염증 반응(평균 주입 8주 후, 경결, 염증/홍반, 종기 생성)의 전체적인 발생률은 0.42%(709명 중 3명)로 나타났다. Friedman et al.(2002)은 후향적으로 1999년과 2000년 사이 전세계로부터(유럽, 호주, 북미, 아시아) 제조사에 보고된 Restylane family의 비동물성 히알루론산의 원치 않는 모든 작용에 대한 데이타를 분석했다. 1999년 144,000회의 시술을 바탕으로 0.15%의 발생률을 보였고 2000년에는 대략 262,000회의 시술을 바탕으로 0.06%의 발생률을 보였다. Lowe et al.(2001)과 Friedmann et al.(2002)가 보고한 발생률 수치는 병원에 다시 방문한 환자들 또는 자발적 보고서에 근거하기 때문에 실제 발생률은 더 높을 수도 있다.

2004년 Andre는 1997년과 2001년 사이에 설문지를 통해 비동물성, 안정된 히알루론산의 부작용 발생 비율을 조사했다. 12,344개의 판매된 주사기와 4,320명의 치료 환자 중에서 16건의 즉각 과민 반응과 18건의 지연성 반응이 나타났다. 히알루론산에 대한 민감성 위험도는 0.8%로 나타났다. 2000년 이래로 가공하지 않은 제품에서 단백질 함량이 감소하면서 과민 반응 수치도 0.6% 정도로 보고되었다. 이러한 부작용들의 50%가 즉각적인 것이었고 3주 내에 해결되었으므로, 강하지만 일시적인 지연성 반응의 위험도는 0.3% 정도로 보아야 할 것이다. 또한, 4건의 균이 발견되지 않은 종기가 보고된 바 있다(Andre 2004). 데이터들이 꽤 체계적으로 평가되었지만 실제 발생률보다 낮을 가능성 또한 배제할 수 없다.

다양한 히알루론산 제품 주입 후에 홍반, 가려움증, 부종, 두드러기, 구진낭종성 결절 등의 다양한 부작용에 대한 증례보고들도 있다. 조류의 히알루론산 시술 후 동맥색전 발생과 삼출성 육아종 반응 또한 보고되었다(Fernandez-Aceneroet al. 2003 ; Lombardi et al. 2004 ; Lowe 2003 ; Lupton and Alster 2000 ; Micheels 2001 ; Raulin et al. 2000 ; Shafir et al. 2000).

드물게 발생하는 사례로 푸르스름한 변색이 발생할 수도 있다. 이런 푸른 변색은 과도하게 표면에 주입된 시술에서 원인을 찾을 수 있다(그림 6-2). 다행히도 이 반응은 대부분 환자에서 수주 동안만 지속되므로 환자를 안심시키는 것이 요구된다.

5. 폴리락틱산(PLA)

미용 시술로 폴리락틱산 필러가 빈번히 사용되고 있지만, 이 물질의 효율성과 안전성에 관한 임상연구를 아직까지 Medline에서 찾을 수 없다. 그러나 폴리락틱산을 이용해 HIV 환자의 지방위축증을 치료한 큰 규모의 보고가 있다(cheonis 2002 ; Moyle et al. 2004 ; Valantin et al. 2003). HIV 환자에서 지방위축증을 치료한 연구결과를 보면, 만져지지만 육안으로 보이지 않는 피하의 미세한 결절로 나타나는 육아종 반응이 50명의 환자 중 22명(44%)에게서 관찰되었다. 이들 22명 중 6명에서는 96주째에 미세결절이 사라

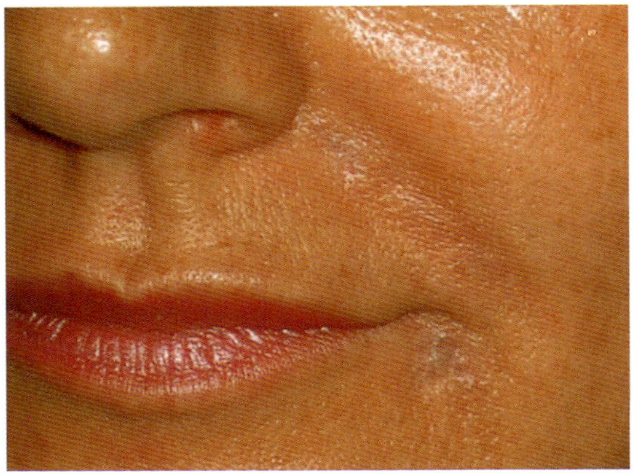

그림 6-2 **히알루론산 주입 후에 나타난 푸르스름한 변색(Restylane)**

졌다. 이 연구에서는 폴리락틱산 한 병을 3-4 ml의 양으로 희석하여 사용하였다.

미용 목적으로 시술된 환자에서도 임상적으로 관련되어 있는 것으로 생각되는 육아종 반응이 발견되었다(Rzany et al. 2004). 2000년 1월과 2003년 4월 사이에(약 30,000 치료), 45건의 부작용이 제조사에 보고되었다. 이들 대부분이 육아종 반응으로 정의되었으며 주입 후 6개월에서 12개월 사이에 발생하였다. 보통 폴리락틱산에 의한 육아종 반응은 Dermalive에 의한 육아종 반응과 달리 염증을 일으키지 않는다(Wolber et al. 2005). 이와 같은 육아종 반응은 부적절하게 희석된 폴리락틱산에 그 원인을 찾을 수 있다. 제조사들은 현재는 5 ml까지의 부피로 희석하도록 권장하고 있다. 이 새로운 권장법은 2004년에 소개되었기 때문에 희석 정도가 어떤 영향을 미칠지에 대해서는 아직 확실치 않다.

6. 칼슘 하이드록실아파타이트(CHP)

Sklar and White(2004)와 Tzikas(2004)는 CHP로 안면의 연부조직 보강술을 시행한 환자 64명과 90명의 사례를 각각 보고했다. 가벼운 멍과 붓기를 제외하고는 즉각적인 부작용은 발견되지 않았다. Sklar and White(2004)는 CHP 시술 이후 합병증이 생긴 5명의 환자를 보고했는데, 3명에게서 덩어리가 만져지는 느낌이 있었으며 다른 1명은 아랫쪽 눈꺼풀이 부어올랐고 나머지 1명은 붉고 흰 판이 발생되었다. 후자 2명의 경우, 눈물받이고랑 부분 시술 시에 나타난 부작용이었다. 본 연구에서 치료기간은 6개월이었다. Tzikas(2004)의 연구에서는, 90명 중 7명의 환자가 지속적으로 눈에 띄는 점막의 결절을 보였고, 그 중 4명은 추가적인 치료가 요구되었다. 이 연구 역시 6개월의 치료기간을 바탕으로 하였다. 칼슘 하이드록실아파타이트의 안전성에 대한 자료는 이상이 전부임을 알려둔다. 또한, X선에 나타나기 때문에 어떤 진단 과정에 지장을 초래할 수 있다는 사실을 환자들에게 알려야 한다.

7. 폴리비닐알코올

폴리비닐알코올에 대해서는 발표된 부작용이 없으나, 심한 염증 반응이 Berlin registry에 보고된 바 있다(아직 공식 출판되지 않았음).

▣ 분해되지 않는 영구 필러와 혼합물

분해되지 않는 영구 필러와 생물 분해성과 영구 필러의 혼합물로 인한 부작용은 일반적으로 상태가 더 심각하며 치료 또한 더 힘들다.

1. 실리콘

실리콘에 대한 관한 출판물은 1960대로 거슬러 올라간다. 여러 가지 종류의 실리콘 제재가 알려져 있는 상태다. 많은 저자들에 의해 이상적인 '보형물' 로 찬사를 받았지만 실리콘 대량 주입은 국소적, 전신적으로 불행한 결과를 초래하기도 했다. 대개는 주입된 실리콘 주변의 염증 반응은 자연 소실되지만, 반응의 범위가 확대되는 것을 예측할 수 없으며 경우에 따라서는 매우 심각해질 수도 있다. 국소적 부작용 증상은 만성 염증, 체내 이동, 돌출, 궤양, 실리콘 육아종 형성 등을 포함한다. 일단 이런 합병증이 발견되면 주입된 실리콘을 다시 제거하기가 상당히 어려우며 광대한 조직 절제와 복잡한 복원을 필요로 할 수 있다(Homicz and Watson 2004).

이런 합병증 때문에 FDA는 1991년 실리콘을 주입하는 것을 미국 내에서 불법이라고 선언했다. 그러나 실리콘 오일은 다른 국가에서 여전히 널리 사용되고 있다.

순도 측면에서 본 제품의 품질은 지난 수십 년에 걸쳐 현저하게 향상되었음에도 불구하고, 많은 수의 부작용 사례들이 보고되었다. 부작용은 실리콘이 유두 진피에 삽입되었을 때 더 빈번하게 일어난다고 알려졌다(Requena et al. 2001). 최근 부작용사례 보고로는 다수의 육아종 반응과 감염, 궤양, 체내 이동 등이 있다(Ersek et al. 1997 ; Ficarra et al. 2002 ; Rapaport et al. 1996).

2. 폴리아크릴아미드

De Cassia Novaes가 2003년 발표한 예비 연구는 59명의 환자를 대상으로 폴리아크릴아미드 치료 결과를 보고하였다. 경도 또는 중등도의 즉시 나타나는 홍반, 부종, 통증은 36시간 내에 사라졌으며 장기간 관찰에서 다른 부작용은 관찰되지 않았다(De Cassia Novaes and Berg 2003). 2004년 Breiting은 104명의 치료에 대한 후향적 연구

CHAPTER VI

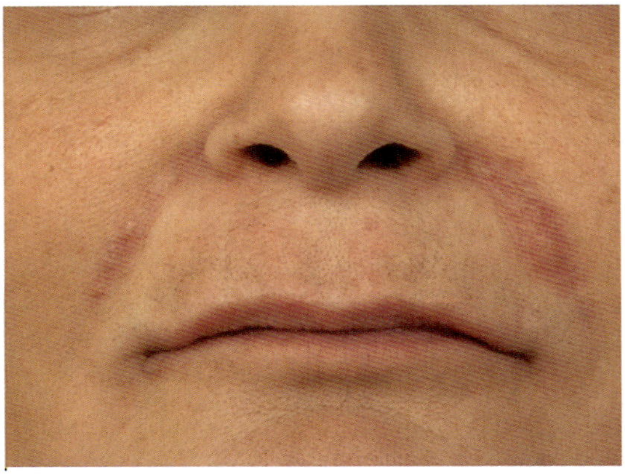

그림 6-3 하이드록시에틸메타크릴레이트와 히알루론산 혼합물을 주입한지 약 5개월 후의 육아종 생성 사진

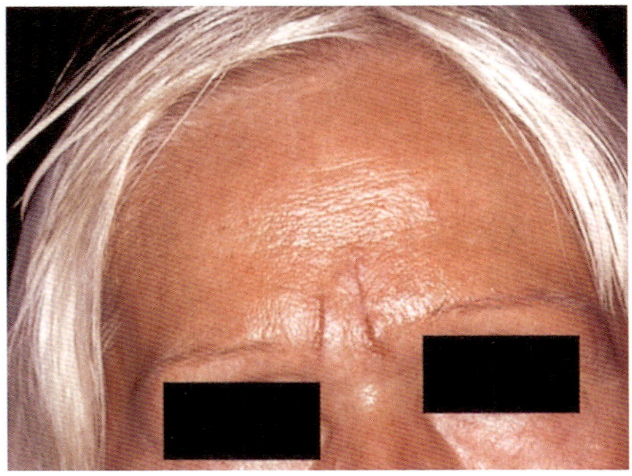

그림 6-4 하이드록시에틸메타크릴레이트와 히알루론산 혼합물을 주입한지 약 10개월후의 지속적인 궤양 사진

결과를 발표하였는데 그 중 49명이 유방 확대에 사용되었다. 10명의 환자에게서 국소 림프절이 촉진되었으나 우연하게 나타날 수 있는 정상 범위 내로 여겨졌다. 비구순주름에 시술받은 3명의 여자는 젤의 이동이 나타났고 평균 3.9년의 장기간의 관찰 기간 동안 어떠한 부작용도 발견되지 않았다(Breiting et al. 2004).

2003년 Wang은 2년 이상 평가하여 부작용을 앓고 있는 15명의 환자 사례를 발표했고 다음과 같이 보고했다. 결절(80%), 통증(60%), 2차 기형(20%), 불편함(13%), 장기적 부어오름(6.6%). 병리적 검사에서는 거대 대식세포 침윤(60%), 캡슐 형성(53.3%), 육아종 반응(20%) 등이 나타났다(Wang et al. 2003). 그 외에 폴리아크릴아미드의 안전성에 관한 자료는 없었다.

3. 폴리알킬아마이드

2003년 Protopapa는 73명의 환자에게 폴리알킬아마이드를 주입하고 3년 동안 추적검사를 실시했다. 그 결과, 주입물의 위치변화, 이동, 육아종 형성, 알레르기 반응 또는 과민 반응 등 어떠한 부작용도 나타나지 않았다(Protopapa et al. 2003). 그 외에 본 필러에 관한 더 이상의 자료는 없었다.

4. 하이드록시에틸메타크릴레이트(HEMA)와 히알루론산

현재까지 Medline에는 이 필러에 대한 연구결과가 드물다. 이 보고서 대부분이 하이드록시에틸메타크릴레이트에 대한 육아종 반응에 초점을 둔 증례보고들이다(Requena et al. 2001 ; Waris 2003). 하지만 Berlin registry는 하이드록시에틸메타크릴레이트 치료 후 육아종 반응 환자들과 궤양 발생 환자들을 기록했다(그림 6-3, 6-4). 2001년 Begeret-Galley는 제조사의 자료를 바탕으로 주사 후 평균 6개월 동안에 결절, 부종, 홍반 등 후기 부작용과 합병증이 발생할 확률이 1,000명당 <1.2명으로 보고하였다(Bergeret-Galley et al. 2001). 본 자료는 제조사의 자발적인 보고에 기초한 것이므로 어느 정도의 하향 보고가 있을 수 있음을 알려둔다.

5. 폴리메틸메타크릴레이트(PMMA)와 콜라겐

폴리메틸메타크릴레이트와 콜라겐 혼합물은 사용 가능한 첫 번째 혼합 치료법이었다. 대규모 일련의 증례보고(Lemperle et al. 1998, 2003)와 다양한 증례보고(Alcalay et al. 2003 ; Hoffmann et al.1999 ; Lombardi et al. 2004 ; Reisberger et al. 2003 ; Requena et al. 2001 ; Rudolph et al. 1999)에서 보고된 바와 같이, 육아종 반응은 이 혼합물 시술에서 잘 알려진 합병증이다. 1998년 Lemperle이 보고한 후향적 증례연구는 1993년과 1994년 사이에 시술 받은 환자 290명을 대상으로 515개 앙케이트 질문을 바탕으로 이루어졌다. 폴리메틸메타크릴레이트 주입 직후, 부어오름과 붉어짐, 가려움이 보고되었다. 홍반, 비쳐보임, 울퉁불퉁함, 위치변경과 같은 후기 부작용도 보고되었다. Artecoll 주입 후 오래 지속되는 붉어짐 현상이 1993년에는 6.1%로 나타났고 1994년에는 0.5%로 보고되었다. 1994년에 전체적인 합병증 발생율이 3%였다(환자 201명 중 6명). 덧붙여, 급성 알레르기 반응이 한 여성에게서 발견되었다. 제조사의 자료를 바탕으로 육아종 반응의 비율은 환자 1000명 중 1명에게 나타나는 것으로 알려졌다. 결절은 시술 6개월에서 2년 후에 나타났다. 이 자료 역시 자발적인 보고에 기초한 것이므로 어느 정도의 하향 보고가 있을 수 있음을 알려둔다.

부작용 치료법

필러로 인해 나타나는 부작용은 흔하지 않으므로 어떻게 치료할 것인지에 대한 지식 또한 전문가들의 견해와 여러 증례보고에 한정되어 있다. 각각의 부작용은 그 경우에 따라 특정한 접근이 요구된다.

■ 급성 감염

급성 감염은 적절한 항생제 사용이 필요하다. 피부 감염에 촛점을 맞춘 항생제를 권장한다. 또한, 병원균을 동종시키기 위해 박테리아 배양도 추천된다.

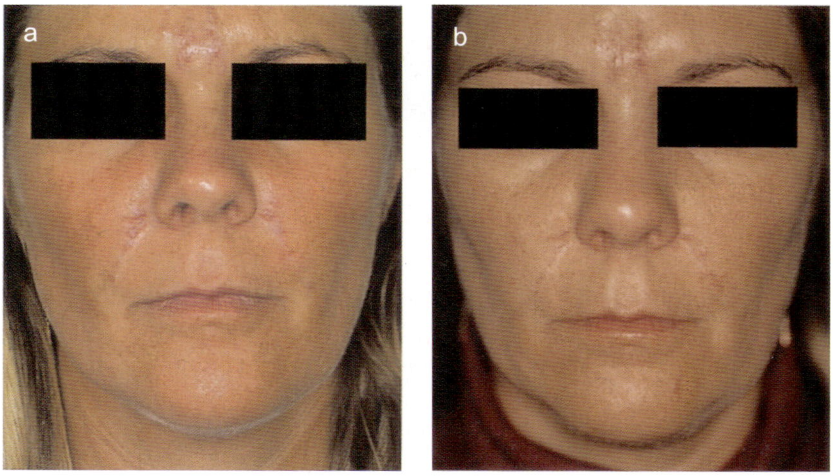

그림 6-5 하이드록시에틸메타크릴레이트와 히알루론산 조합물 주입 2년 후 나타난 육아종 반응. triamcinolonactonid 40 주입(11회 주입) 5개월 전**(a)**과 후**(b)**

▣ 청색빛 변색

히알루론산의 표면 주입으로 인해 나타나는 푸르스름한 변색에 대응할 수 있는 최상의 치료법은 없다. 변색은 시간이 흐름과 함께 스스로 사라지는 반응이므로 가능한 한 환자들을 안심시키는게 중요하다. 이 부작용은 염증이 아니므로 스테로이드는 도움이 되지 않는다.

▣ 육아종 반응

몇 가지 타입의 육아종 반응이 존재하는데, 모든 반응이 스테로이드 주입으로 치료된다. 높은 초기 투여량 또는 잦은 횟수의 투여가 치유되는데 걸리는 시간을 늘릴 수도 있다는 가설이 있다(personal communication, G. Lemperle). 처음에는 triamcinolonactonid 10 mg/ml 이나 40 mg/ml으로 치료한다. triamcinolonactonid 40 mg/ml는 지방조직이 밑에 있는 부위에 심각한 위축증을 동반할 수도 있음을 염두에 두길 바란다. 때문에, 스테로이드는 육아종에 직접적으로 또는 바로 아래쪽에 주입되어야한다. 이것이 가능하지 않을 경우에는(특히 하이드록시에틸메타크릴레이트로 인한 육아종은 침투하기 어렵다) 스테로이드가 육아종 조직 주위에 주입되어야 한다. 각 육아종당 투여량은 0.05-0.1 ml를 넘어서는 안된다. 초기에는 일주일 간격으로 주입되어야한다. 육아종 조직이 줄어들면 그 후의 주입은 2주 간격으로 이루어질 수도 있다. 환자에 따라서 치료기간이 달라진다(그림 6-5). 이 치료의 목적은 육아종이 눈에 덜 띄도록 하는데 있다.

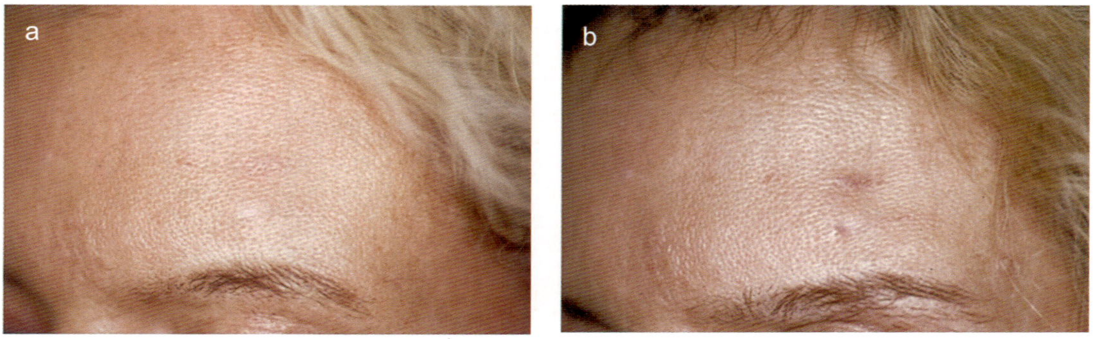

그림 6-6 미확인 필러 주입 2년 후 육아종 반응. 명확한 위축증 징후를 보이는 triamcinolonactonid 40 1회 주입 4주 전**(a)**과 후**(b)**

만약 2개월 동안 약 8차례의 투여에도 반응이 없을 경우, 스테로이드(triamcinolonactonid 1 mg/ml)에 5-fluoruracil(50 mg/ml)을 추가하여 사용할 수 있다. 다른 모든 추가적 치료와 마찬가지로, 5-fluoruracil 추가의 효과는 과증식된 흉터가 있는 증례들과 전문가의 견해에 바탕을 둔다(표 6-2 ; Fitzpatrick 1999 참조). 그 이후 한 증례보고에서는 16주에 걸친 하루 200-600 mg의 allupurinol의 복용이 도움이 될 것이라고 제안하였다. 그러나 이 환자의 경우 역시 국소 스테로이드 치료를 받았으며 그 치료 결과가 다른 연구에서는 확인되지 못했다(Reisberger et al. 2003). 육아종 반응의 성질상 환자의 경우에 따라서 몇 개월의 소강상태를 포함한 장기간의 치료가 필요할 수 있다.

1. 스테로이드 치료법의 부작용

지방조직의 위축증이 특히 이마 부분에 나타날 수 있다(그림 6-6). 이런 현상은 생물 분해성 필러로 교정될 수 있다(예를 들어, 처음에 나타나는 부작용 반응이 히알루

표 6-2 육아종 치료법

스텝1	스텝2	스텝3
triamcinolonacetonid 10 mg 또는 40 mg을 가능하면 육아종에 직접적으로 또는 바로 아래쪽에 투여. 추가적인 희석은 권장되지 않는다. 1주 간격으로, 개선될 때까지 또는 10회까지 투여.	만약 개선되지 않을 경우, triamcinolon 10 mg 또는 40 mg에 5-fluoruracil이 추가될 수 있다. 마찬가지로 1주 간격으로 차도가 보일 때까지 실행되어야 한다. 골다공증의 위험이 있는 환자가 치료를 계속 받아야 하는 경우, calcium carbonate 1.25 g과 cholecalciferol(Vitamin D_3) 10 ㎍ 혼합물의 골다공증 예방처방이 바람직하다	개선이 보이지 않는 경우 수술을 고려하여야 한다.

CHAPTER VI

론산이 아닌 다른 필러인 경우는 히알루론산이 씌여질 수 있다). 짧은 간격을 두고 강력한 스테로이드가 지속적으로 투여될 때는 골다공증 예방법이(특히 골다공증 위험성이 높은 환자일 경우) 함께 사용되어야 한다. 이 치료로는 calcium carbonate 1.25 g과 cholecalciferol(Vitamin D_3) 10 μg이 혼합된 1정이면 충분하다.

2. 육아종 반응를 위한 수술

육아종 반응이 특정 위치에 한정되어 있는 환자에게 성형수술이 도움이 될 수도 있다. 환자들은 모든 수술이 어느 정도의 흉터를 남긴다는 사실을 알아야 한다.

환자 지도

부작용을 경험하는 환자들은 대개 걱정을 많이 하게 되므로 올바르게 설명되어져야 한다. 어떤 경우에는 주입된 물질을 모두 제거하기 불가능한 경우가 있으므로, 부작용 치료의 목표는 필러를 제거하는데 목적이 있는 것이 아니라, 부작용으로 인해 지각되는 부작용을 최소화하는데 있다. 환자들은 이 목적을 이해해야 하며, 얻을 수 없는 결과에 초점을 두어서는 안된다.

참고문헌

1. Alcalay J et al. (2003) Late-onset granulomatous reaction to Artecoll. Dermatol Surg 29(8):859–862
2. Andre P (2004) Evaluation of the safety of a non-animal stabilized hyaluronic acid (NASHA – Q-Medical, Sweden) in European countries: a retrospective study from 1997 to 2001. J Eur Acad Dermatol Venereol 18(4):422–425
3. Apte RS et al. (2003) Acute choroidal infarction following subcutaneous injection of micronized dermal matrix in the forehead region. Retina 23(4):552–554
4. Bergeret-Galley C et al. (2001) The value of a new filler material in corrective and cosmetic surgery: DermaLive and DermaDeep. Aesthetic Plast Surg 25(4):249–255
5. Breiting V et al. (2004) A Study on Patients Treated with Polyacrylamide Hydrogel Injection for Facial Corrections. Aesthetic Plast Surg 28(1):45–53
6. Cheonis N (2002) New-Fill to treat facial wasting. Beta 15(2):10–15
7. Charriere G et al.(1987) Reactions to a bovine collagen implant. Clinical and immunologic study in 705 patients. J Am Acad Dermatol 21(6):1203–1208
8. Cooperman LS et al. (1985) Injectable collagen: a six-year clinical investigation. Aesthetic Plast Surg 9(2):145–151
9. De Cassia Novaes W, Berg A (2003) Experiences with a New Nonbiodegradable Hydrogel (Aquamid): A Pilot Study. Aesthetic Plast Surg 27(5):376–380
10. DeLustro F et al. (1987) Reaction to injectable collagen: results in animal models and clinical use. Plast Reconstr Surg 79(4):581–594
11. Ersek RA et al. (1997) Bioplastique at 6 years: clinical outcome studies. Plast Reconstr Surg 100(6):1570–1574
12. Fagien S (2000) Facial soft-tissue augmentation with injectable autologous and allogeneic human tissue collagen matrix (autologen and dermalogen). Plast Reconstr Surg 105(1):362–373; discussion 374–375
13. Fernandez-Acenero MJ et al. (2003) Granulomatous foreign body reaction against hyaluronic acid: report of a case after lip augmentation. Dermatol Surg 29(12):1225–1226

14. Ficarra G et al. (2002) Silicone granuloma of the facial tissues: a report of seven cases. Oral Surg Oral Med Oral Pathol Oral Radiol Endod 94(1):65–73
15. Fitzpatrick RE (1999) Treatment of inflamed hypertrophic scars using intralesional 5-FU. Dermatol Surg 25(3):224–232
16. Friedman PM et al. (2002) Safety data of injectable nonanimal stabilized hyaluronic acid gel for soft tissue augmentation. Dermatol Surg 28(6):491–494
17. Hoffmann C et al. (1999) Adverse reactions after cosmetic lip augmentation with permanent biologically inert implant materials. J Am Acad Dermatol 40(1):100–102
18. Homicz MR, Watson D (2004) Review of injectable materials for soft tissue augmentation. Facial Plast Surg 20(1):21–29
19. Lemperle G et al. (1998) PMMA-Microspheres (Artecoll) for long-lasting correction of wrinkles: refinements and statistical results. Aesthetic Plast Surg 22(5):356–365
20. Lemperle G et al. (2003) Soft tissue augmentation with artecoll: 10-year history, indications, techniques, and complications. Dermatol Surg 29(6):573–587; discussion 587
21. Lombardi T et al. (2004) Orofacial granulomas after injection of cosmetic fillers. Histopathologic and clinical study of 11 cases. J Oral Pathol Med 33(2): 115–120
22. Lowe NJ (2003) Arterial embolization caused by injection of hyaluronic acid (Restylane). Br J Dermatol 148(2):379; author reply 379–380
23. Lowe NJ et al. (2001) Hyaluronic acid skin fillers: adverse reactions and skin testing. J Am Acad Dermatol 45(6):930–933
24. Lupton JR, Alster TS (2000) Cutaneous hypersensitivity reaction to injectable hyaluronic acid gel. Dermatol Surg 26(2):135–137
27. Micheels P (2001) Human anti-hyaluronic acid antibodies: is it possible? Dermatol Surg 27(2):185–91
28. Moody BR, Sengelmann RD (2000) Self-limited adverse reaction to human-derived collagen injectable product. Dermatol Surg 26(10):936–938
29. Moyle GJ et al. (2004) A randomized open-label study of immediate versus delayed polylactic acid injections for the cosmetic management of facial lipoatrophy in persons with HIV infection. HIV Med 5(2):82–87
30. Protopapa C et al. (2003) Bio-Alcamid in drug-induced lipodystrophy. J Cosmet Laser Ther 5(3–4): 226–230
31. Rapaport MJ et al. (1996) Injectable silicone: cause of facial nodules, cellulitis, ulceration, and migration. Aesthetic Plast Surg 20(3):267–276
32. Raulin C et al. (2000) Exudative granulomatous reaction to hyaluronic acid (Hylaform). Contact Dermatitis 43(3):178–179
33. Reisberger EM et al. (2003) Foreign body granulomas caused by polymethylmethacrylate microspheres: successful treatment with allopurinol. Arch Dermatol 139(1):17–20
34. Requena C et al. (2001) Adverse reactions to injectable aesthetic microimplants. Am J Dermatopathol 23(3):197–202
35. Rudolph CM et al. (1999) Foreign body granulomas due to injectable aesthetic microimplants. Am J Surg Pathol 23(1):113–117
36. Rzany B et al. (2004) Anwendung von Polymilchsäure (New-Fill®) in der Ästhetischen Medizin: Ergebnisse des ersten deutschen Konsensustreffens an der Charité. Ästhetische Dermatologie: 3
37. Shafir R et al. (2000) Long-term complications of facial injections with Restylane (injectable hyaluronic acid). Plast Reconstr Surg 106(5):1215–1216
38. Sklar JA, White SM (2004) Radiance FN: a new soft tissue filler. Dermatol Surg 30(5):764–768; discussion 768
39. Strom BL (1994) What is Pharmacoepidemiology? In: Strom BL (ed) Pharmacoepidemiology, 2nd edn. Wiley, New York
40. Tzikas TL (2004) Evaluation of the Radiance FN soft tissue filler for facial soft tissue augmentation. Arch Facial Plast Surg 6(4):234–239

41. Valantin MA et al. (2003) Polylactic acid implants (New-Fill®) to correct facial lipoatrophy in HIV-infected patients: results of the open-label study VEGA. Aids 17(17):2471–2477
42. Wang YB et al. (2003) [Clinically analyzing the possible side-effects after injecting hydrophilic polyacrylamide gel as a soft-tissue filler]. Zhonghua Zheng Xing Wai Ke Za Zhi 19(5):328–330
43. Waris E (2003) Alloplastic injectable biomaterials for soft tissue augmentation: a report on two cases with complications associated with a new material (DermaLive) and a review of the literature. Eur J Plast Surg 26:350–355
44. Wölber L et al. (2005) Risiken Injizierbarer Füllmaterialien, Ergebnisse der Injectable Filler Safety – Study. J Dtsch Dermatol Ges 3(Suppl.1):140

Chapter VII

복합 치료 (Combination Therapy)

개요

노화가 진행되는 과정은 복잡하다. 따라서 하나의 치료법만을 가지고 노화로 인한 다양한 증상들을 다루기에는 부족하다는 것이 이미 잘 알려져 있다. 현재는 여러 치료법을 적절히 혼용하는 복합 치료가 많이 늘어나고 있는 추세이다. 얼굴의 노화는 피부 처짐, 정적인 주름(static wrinkle)과 동적인 표정 주름(dynamic wrinkle), 깊은 주름, 색소 등 다양한 증상들로 나타나기 때문에 여러 치료법이 복합적으로 적용되어야 좋은 효과를 볼 수 있다. 이점을 환자들에게도 충분히 이해시켜야 할 것이다.

레이져 박피술과 필러

이 두 방법은 모두 정적인 주름 치료에 적합하다. 주름의 깊이, 피부 타입, 그리고 시술 후 회복기간 등을 고려해 알맞은 것을 선택하면 된다. 일반적으로 흰 피부를 갖고 있는 환자들에게 레이져 박피술이 효과가 좋다. 어두운 피부를 가진 환자들은 시술 후 과색소 또는 저색소침착이 나타날 수 있다. 피부의 특성상 피부가 희고 일광손상을 받은 피부는 얼굴 전체에 주름이 있는 경우가 많아 박피술을 먼저 시행하여 주름살을 줄여주어야 한다. 그리고 3~6개월이 지난 뒤, 생물 분해성 필러를 더 깊은 주름에 주입할 수 있다. 레이져 박피 후 콜라겐이 리모델링되는 정도는 치료한 레이져의 강도와 collagenase와 같은 효소의 발생 정도에 따라 달라진다. 하지만 이런 효소는 분해성 필러를 주입하기 전에 안정화되어야 한다. 따라서 콜라겐을 주입하기에 적당한 시기는 홍반이 사라지는 때이다.

회복되는 시간 때문에 스케줄상 레이져 박피술을 받기 어려운 환자들은 레이져 박피술을 받을 수 있을 때까지는 주름과 흉터의 치료 목적으로 바로 일상생활을 할 수 있는 필러를 대안으로 선택하기도 한다.

피부색이 어두운 환자들은 강한 레이져 박피술은 적합하지 않으므로, 가벼운 레이

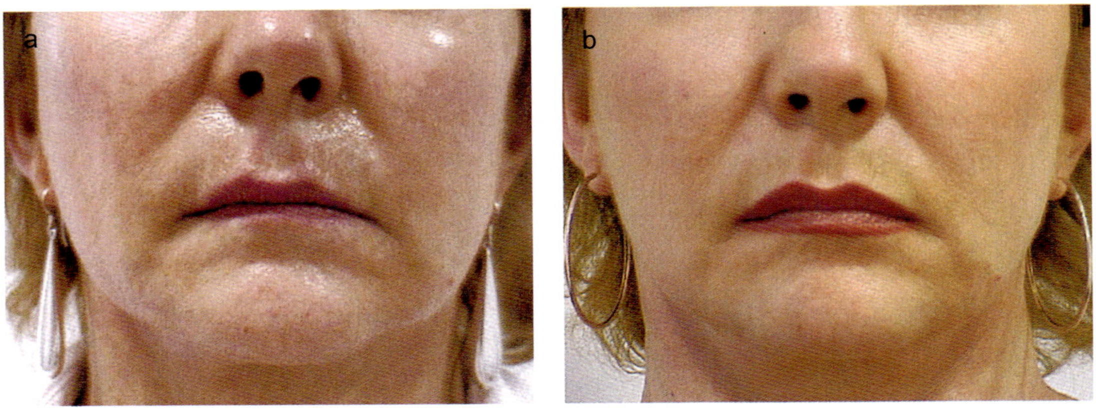

그림 7-1 **a** 입술과 비대칭을 교정하기 전 사진. **b** 레이져 박피술 후 6개월 경과 후 필러를 주입함.

져 시술을 해야 한다. 이 환자들에게는 가벼운 박피(exfoliative method)와 필러의 복합 치료가 좋다. 박피술로 피부결을 향상시키고, 필러로 깊은 결함을 치료한다. 가벼운 박피는 자연적인 콜라겐의 리모델링이 생기지 않으므로, 필러 시술을 동시에 할 수 있다.

깊은 진피가 감소되어 있을 때에는 필러가 최적의 선택이며, 반대로 피부 표면의 주름이나 일광손상을 치료하는데는 레이져 박피술이 가장 효과적이다. 복합적인 흉터에는 비록 효과가 한시적이긴 하지만 두 가지 방법을 함께 사용할 수 있다. 만약 박피 시술이 깊은 진피층까지 시행되면 흉터가 발생한다. 또한, 필러가 너무 얕게 주름에 주입되면 결절이 생기고 피부 표면이 고르지 않게 된다. 얼굴 전체에 박피술을 실시하면, 볼과 윗입술부위의 피부가 조여지면서 얕은 비구순주름의 경우 주름의 깊이가 줄어드는 효과가 나타난다. 하지만, 강한 레이져 박피시술은 흉터를 만들 수 있다. 비구순주름이 깊은 환자들은 필러와 레이져를 복합한 치료가 효과적일 것이다. 반드시 레이져로 인한 콜라겐 리모델링이 중단된 이후에 진피에 필러를 주입해야 하는 것은 기본 사항이다. 만약 분해되지 않는 영구 필러나 지방을 진피 아래층(지방이나 근육)에 주입하는 경우라면, 박피술과 동시에 시술할 수 있다. 단, 레이져 박피를 하기 바로 직전에 필러를 주입하여야 한다. 윗입술과 아랫입술의 수직 주름 또한 레이져 박피술로 효과를 볼 수 있는데, 결과가 인상적이다. 만약 부분적인 호전만 보였다면, 박피 이후 필러를 추가로 주입하면 만족할만한 결과를 얻을 수 있다(그림 7-1).

화학 박피술과 필러

표재성 주름 제거에는 화학 박피술도 효과적이다. 환자가 레이저라는 단어에 더 매력을 느낀다 하더라도, 환자의 피부 타입이나 시술 후 회복기간 등을 고려해볼 때 깊지 않은 주름에는 때로는 표층 또는 중층 화학적 박피가 더 적합한 환자들이 있다. 기본 원칙은 레이져 박피술과 같다. 레이져나 화학적 박피, dermabrasion에는 각각 장, 단점이 있다. 이들 박피술을 적절히 선택하여 장점을 최대한 활용하고 단점을 최소화하여야 할 것이다.

표층 화학 박피(superficial peels)가 가시적인 효과를 나타내려면 수차례 시술을 해야 한다. 표피에만 영향을 미치기 때문에, 회복시간이 짧고 skin conditioning을 얻을 수 있다. 따라서 표층 화학 박피와 진피, 진피 아래에 하는 필러 시술은 동시에 해도 아무런 문제가 없다. 필러를 먼저 주입하고 곧 바로 표층 화학 박피를 한다. 필러 주입이 이루어진 부위에 발적이 더 심하게 보이므로, 환자에게 미리 설명을 하도록 한다. 이 시술은 '점심시간' 을 이용해서 시술을 받고, 곧 바로 직장으로 복귀할 수 있는 완벽한 치료 방법이다.

반면, trichloroacetic acid(TCA) peel과 같은 중층 화학 박피는 최소 1주일 동안은 사회 활동에 제약을 받는다. 박피술이 진피까지 영향을 미치므로 진피에 주입하는 필러와 동시에 시술할 수 없다. 반드시 콜라겐 리모델링이 멈추고, 발적이 사라지고 난 후에 필러를 주입해야 한다. 일반적으로 깊은 레이져 박피술보다는 화학 박피술 이후 더 빨리 필러 주입이 가능하다.

보툴리눔 독소 A와 필러

보툴리눔 독소 A 사용은 미용 시술 방법을 변화시켰다. 수술을 하지 않고 주름을 치료하는 방법으로는 필러 주입이나 박피술이 있는데, 두 가지 모두 정적인 주름의 치료에 초점을 맞추고 있다. 동적인 표정 주름은 오로지 외과적 수술로만 가능하며, 가능한 부위도 이마와 미간 등 특정부위에 한정됐다. 생물 분해성 필러의 경우 근육의 움직임이 필러의 수명에 영향을 줄 수 있으므로, 직접적으로 근육이 움직이는 부위의 주름은 필러나 박피술로는 완전한 효과를 얻을 수 없다. 보툴리눔 독소 A로 근육의 작용을 억제시킴으로서, 근육의 움직임에 영향을 받는 부위, 특히 얼굴 위쪽 1/3부분의 치료에 효과적인 대안이 되고 있다.

노화는 근육에도 변화를 가져온다. 특정 근육이 끊임없이 수축되면 진피에 변화를 가져오면서 정적인 주름이 생긴다. 이런 주름에는 필러 주입 전에 보툴리눔 독소 A를 주입한다. 실제로 몇몇 경우에는 보툴리눔 독소 A만으로도 치료가 충분할 수 있다. 그러나, 진피가 근육 운동과 일광손상으로 영향을 받는 경우는 필러도 함께 시술해야 한다. 보툴리눔 독소 A는 시술 후 24-72시간 이후부터 효과가 나타나기 시작하지만, 필러 시술은 최소 15일이 지난 후 하도록 한다. 경험이 많은 숙련된 의사라면 보툴리눔 독소 A와 필러를 동시에 시술할 수 있다.

미간 주름은 추미근과 눈살근의 움직임으로 생겨난다. 이 두 근육을 수술로 절단하면 종종 결과가 만족스럽지 못하며, 부자연스런 찡그리는 주름을 만들어낼 수 있다. 따라서 이 부위의 치료로는 보툴리눔 독소 A가 최적의 해결책인데, 보조적인 수단으로 필러를 활용할 수 있다(제5장 그림 5-2, 5-4 참조). 필러가 사용되는 경우는 주름이 매우 깊은 경우인데, 어떤 주름들은 흉터처럼 보일 정도로 너무 깊어서 해결 방법이 없는 경우도 있다. 이런 경우는 수술로 제거하거나 subcision을 고려해볼 수 있다. 이마에 수평으로 생기는 주름은 전두근의 과도한 움직임 때문에 생긴다. 이런 부위에는 보통 보툴리눔 독소 A 한 가지 치료로 충분하지만, 피부의 두께와 진피의 손상 정도에 따라 필러가 필요할 수도 있다. 보툴리눔 독소 A의 효과가 완전히 나타난 이후에, 남아 있는 주름에 필러를 주입하도록 한다. oral commissure에 보툴리눔 독소 A와 필러를 복합 치료한 결과도 흥미롭다. 보툴리눔 독소 A가 depressor anguli oris muscle의 과도한 작용을 억제하는 한편, 필러가 구조적으로 보강을 해주게 된다(그림 7-2, 제5장 그림 5-43 참조).

보툴리눔 독소 A치료로 platysmal band는 감소하거나 사라지게 되지만, 목에 있는

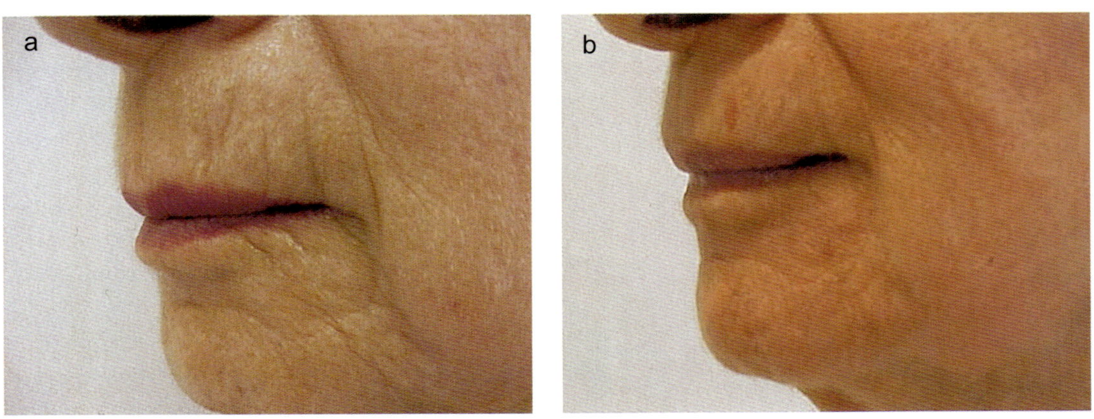

그림 7-2 **a.** 입술주위 주름을 치료하기 전 모습. **b.** 입술주위 주름과 oral commissure에 필러를 주입하고 위 아래 입술에서 orbicularis oris와 depressor anguli oris의 과도한 작용을 억제하기 위해 보툴리눔 독소 A를 주입한 모습

CHAPTER VII

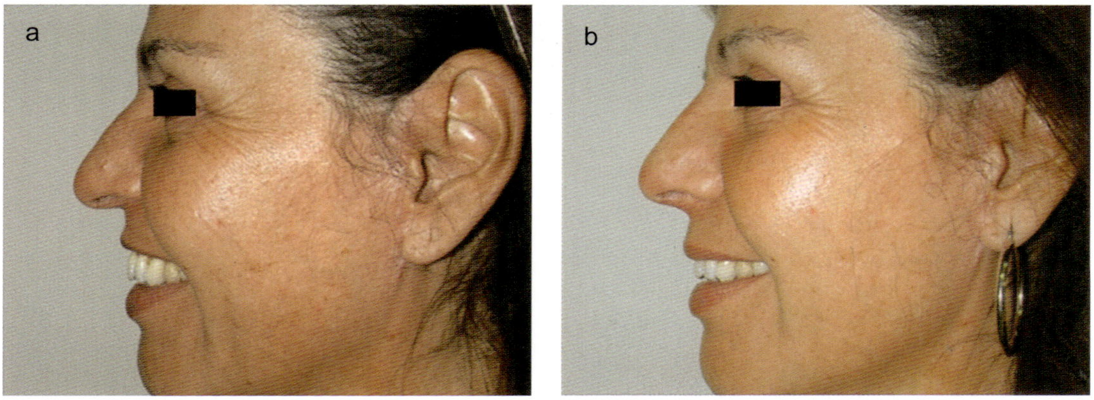

그림 7-3 **a** 코 교정 전 사진. **b** 필러를 이용해 코 모양을 교정 후, 보툴리눔 독소 A로 코중격내림근을 억제함. Smile line에 변화가 생기고, 코 끝이 올라감.

가로 주름은 필러로 추가 교정해 주어야 한다. 보툴리눔 독소 A가 완전히 자리잡은 이후 또는 보툴리눔 독소 A 시술과 동시에 필러를 주입할 수 있다.

이밖에 보툴리눔 독소 A와 필러를 복합 치료 할 수 있는 부위로는 코와 비구순주름을 들 수 있다. 앞에서 말한 바와 같이(제5장), 필러로 코의 성형도 가능한데, 이때 필러를 보툴리눔 독소 A와 잘 사용하면, 코중격내림근의 작용을 막아 코끝을 올려줄 수 있다(그림 7-3).

비구순주름 치료는 보툴리눔 독소 A로 가능하지만, 근육 움직임이 중요한 역할을 하는 드문 경우에만 적용되어야 한다. 이런 상황에서는 순서를 반대로 시술한다. 필러를 비구순주름에 먼저 주입하고, 보툴리눔 독소 A를 그 다음에 주입하여 nasal flare 바로 옆 근육이 부풀어 오른 것을 줄여준다. 이런 경우 비대칭이 되는 경우가 드물지 않게 발생하므로 특별히 주의해야 한다. 보툴리눔 독소 A는 비구순주름부위를 편평하게 하기 위해 주입된다. 웃을 때 잇몸이 드러나는 증상도 보툴리눔 독소 A와 필러 복합 치료로 교정할 수 있다. 필러는 입술을 두껍게 만들고, 보툴리눔 독소 A로 alaeque nasi labii superrioris levator와 labii superioris의 작용을 줄여주게 된다.

안면 성형수술과 필러

보툴리눔 독소 A가 얼굴 윗부분 리모델링을 위해 사용된다면, 필러는 안면의 수술적 접근법에 변혁을 일으켰다고 할 수 있다. 회복시간을 단축시키고 안면 수술을 최소화하면서 필러와 복합 치료를 하는 것이 미용 성형의 새로운 선택으로 떠올랐다.

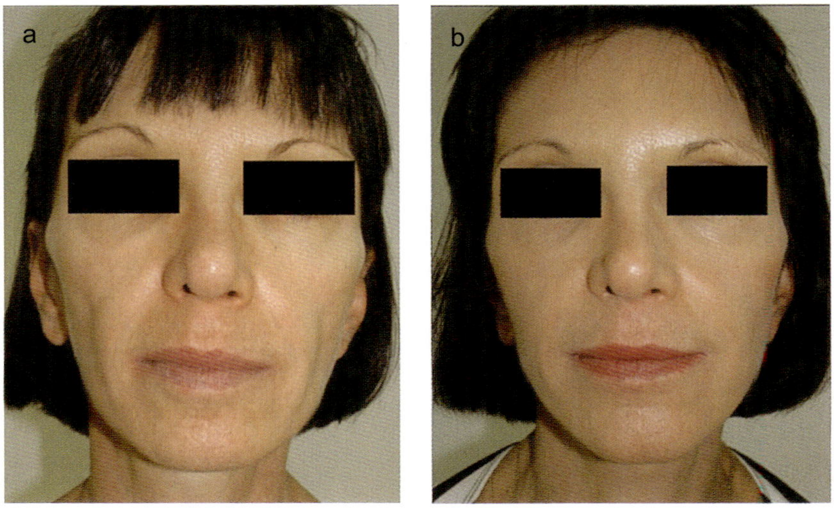

그림 7-4 **a** 시술 전 사진. **b** 성형수술은 최소화하고, 얼굴 전체에 필러를 주입하여 볼륨감을 증가시킴

필러는 주름 치료 이외에도, 수술적으로는 하기 어려운 볼륨감 있는 얼굴 모양을 만드는 효과를 내는데(augmentation) 사용될 수 있다(그림 7-4).

얼굴 지방조직은 나이가 들면서 점점 줄어드는데, 안면 성형수술 이후 얼굴 살이 없어 편평해지는 것을 더는 걱정하지 않아도 되게 되었다. 필러는 눈 부분 수술 후 눈썹의 모양을 교정하거나 눈물받이고랑 교정에 활용될 수 있으며, eye-bag removal 후 푹꺼진 부위를 향상시키는데도 사용될 수 있다. 코 성형수술로 코가 꺼진 경우(saddle deformity)에도 두 번 수술할 필요 없이 필러로 즉시 교정할 수 있기 때문에 완벽한 조합이 될 수 있다(제5장 그림 5-28 참조). 코끝을 올리는 성형수술이 적합하지 않은 경우나 수술 결과가 만족스럽지 못할 경우에도 필러가 사용될 수 있다. 안면 성형수술 시 필러로 광대뼈나 볼의 볼륨감을 함께 교정하면, 좀 더 자연스러운 수술 결과를 기대할 수 있다. Skin traction이후 아래턱이 너무 편평해진 경우도, 필러로 볼륨감을 주어 도톰하게 만들어줄 수 있다.

결론적으로, 필러는 다른 미용 시술법과 복합 치료를 통해 큰 효과를 기대할 수 있다. 필러를 단순히 진피부위에만 한정할 것이 아니라, 지방과 근육의 볼륨을 증가시키는 도구로서 이해해야 할 것이다.

참고문헌

1. Baumann L (2002) Cosmetic dermatology: principles and practice. McGraw-Hill, New York
2. Carruthers J, Carruthers A (2003) Aesthetic botulinum A toxin in the mid and lower face and neck. Dermatol Surg 29(5):468–476
3. Connor MS et al. (2003) Management of the aging forehead: a review. Oral Surg Oral Med Oral Pathol Oral Radiol Endod 95(6):642–648
4. de Maio M (2003) Challenges in the mid and the lower face. J Cosmet Laser Ther 5(3–4):213–215
5. de Maio M (2003) Botulinum toxin in association with other rejuvenation methods. J Cosmet Laser Ther 5(3–4):210–212
6. de Maio M (2004) The minimal approach: an innovation in facial cosmetic procedures. Aesthetic Plast Surg 28(5):295–300
7. Donofrio LM (2000) Fat distribution: a morphologic study of the aging face. Dermatol Surg 26(12):1107–1112
8. Fagien S (1998) Facial soft tissue augmentation with autologous and homologous injectable collagen (Autologen and Dermalogen). In: Klein A (ed) Tissue augmentation in clinical practice: procedures and techniques. Marcel Dekker, New York, p 87–124
9. Rzany B (2003) Bericht zum 1. Expertentreffen zur Anwendung von Botulinumtoxin A in der Ästhetischen Dermatologie. Kosmetische Medizin 24:2–8
10. Wieder JM, Moy RL (1998) Understanding botulinum toxin. Surgical anatomy of the frown, forehead, and periocular region. Dermatol Surg 24(11):1172–1174
11. Zimbler MS et al. (2001) Anatomy and pathophysiology of facial aging. Facial Plast Surg Clin North Am 9(2):179–187, vii

INDEX

INDEX

찾아보기(한글)

INDEX

찾아보기(영문)